熟年館04

神奇的水療

痠痛、瘦身一次搞定，誰都可以做的萬能復健運動！

武而謨◎著
高珊◎採訪撰文

CONTENTS
目次

推薦序》

治療性游泳，讓生命發光發熱

復健的領域非常廣泛，全身水療為其中的一部分，但是水療卻是一種非常特別的治療，全身浸泡在36度C的溫水池中，一方面接受全身熱療增加血液循環，又利用水的壓力，因為水越深壓力越大，身體末梢血液回流更容易、更有效，再加上水中復健運動，無論是伸展運動、肌力訓練、耐力訓練、協調平衡、身體控制訓練，因為水提供了良好的支持與保護，在這種情況之下復健運動變得更容易、更有趣、更有效了。

振興醫院的前身是振興復健醫學中心，民國五十六年由蔣宋美齡夫人創辦，專門為小兒麻痺、腦性麻痺或小朋友復健的服務，水療一直是治療的特色。歷經五十年來的發展與進步，已呈現水療的新面貌，現在水療提供更多種類病患接受治療，不偏限在骨科或神經科的病患，例如自閉症、過度好動的小朋友，也提供早期療育一個很好的治療環境、方法和機會。

水療的溫度、水質管理、無障礙環境之外，在治療項目中有所謂的治療性游泳，把一般游泳的方式修飾、改變、調整之後，讓病患透過治療性的游泳進行水中復健。許多身心障礙的朋友從水中復健運動治療中學會了游泳，進入了運動的領域，經由運動延伸復健的效果，如果教導更好的游泳技巧和規則，便可提升到競技的領域，參加比賽拓展生活的舞台，讓生命發光發熱，建立自信心，對他們的社交、心理有很大的幫助。

現代人的壓力大、工作步調快、姿勢不良、缺乏運動，高齡化社會已然來到，慢性疾病、營養過剩、飲食不均勻、三高導致腰痠背痛的病患越來多，紓壓、養身、高品味的生活已然成為時尚。

運動治療、水療將成為未來復健的主流，但是醫院的水療和坊間的水療是不一樣的，除了無障礙環境和飄浮輔具外，首先要有醫生的診斷、物理治療師的評估，依照病患的需求與進度設計出個別的水中復健運動，不是被動的接受水柱的沖、噴、淋……，而是主動的參與運動治療，從伸展運動、增加柔軟度到強化肌肉的力量及耐力、身體的協調和平衡，當這些條件都比較好的時候，強壯的肌肉才能夠支持、保護我們的關節、骨骼和神經系統，才可以減輕關節肌肉的痠痛，讓我們的身體用得長長久久、健健康康，生活得更有品質，活得更有尊嚴。

劉復康（振興醫院復健醫學中心　復健醫學部主任）

推薦序

水療，打造你的健康力

《神奇的水療》是一本可以幫助廣大群眾遠離痠痛的好書。隨著工作的繁忙，年齡的增長，加上各種科技產品的使用時間增加，運動時間的減少，伴隨而來的是全身的痠痛，而持續性的痠痛，更造成工作效率下降，生活品質的惡化。而打針吃藥等化學治療可緩解急性症狀，卻解決不了日積月累的慢性傷害。

用物理的方式來解決長期物理的傷害是最為有效的，也是可以讓長期痠痛根治的唯一途徑。藉由運動治療，改正我們的姿勢，強化我們肌肉力量，讓我們的肌腱韌帶等軟組織更有韌性，回復工作壓力所帶來的慢性傷害，這樣才能讓我們真正的遠離痠痛，讓工作更有效率，提高生活品質。

水療（Hydrotherapy）是一種很早期，且很廣泛使用的物理治療方法。它主要是借助水本身、水溫及水波震動等物理特性用來治療身體疾病。而水具有的浮力、壓力，則可讓輔助我們身體，在較為安全及減輕症狀的環境下做運動治療，強化肌力及耐力，使我們身體能快速恢復健康。近年來，水中活動盛行，水中SPA、泡湯等已成為國人生活中可或缺的一環。但是，如何利用水中活動及正確的水中運動來減輕壓力及痠痛卻很少人知道。

武而謨老師為台灣水療之先驅，在振興醫院三十餘年的經驗，帶領台灣水療的發展。水療由歐美國家引進，在台灣生根。目前在台灣的水療，已融合了歐美水療的優點以及台灣獨特的醫療環境，配合近年來實證醫學的研究，已讓水療真正幫助無數各類型的病患。

本書以非常淺顯易懂的方式，讓讀者能快速了解為什麼痠痛，日常生活中，有哪些不注意的小細節會造成長久性的痠痛疾病，要如何改正姿勢及壞習慣，進而建立正確的保健觀念。**水療的運動，深入淺出，每個動作的執行與作用均有詳細解說，讓讀者可以快速學會，幫助自己遠離痠痛**。這本書的出版，相信能嘉惠廣大的群眾與病患。

江威漢（振興醫院復健醫學中心　物理治療總治療長）

作者序》復健運動，水療最好

從事水中復健運動治療多年，深知其中的奧妙！很早以前就想寫一點關於水療的東西，但是工作繁忙又投入殘障運動、體位分級太多時間，以致於力不從心，有天忽然接到一通來自臺灣商務印書館主編的電話，詢問：坊間幾乎看不到關於水療的書籍，想來振興看看復健中心的水療；並且希望我能出書。我雖然經驗豐富，但是老眼昏花，想要出書仍然是困難重重，於是珮琪請出了大將——資深編輯人高珊，我們每週討論研究兩個小時，結果越寫東西越多，幾經波折，終於大功告成。

水溫34度至36度的水療池，不僅是許多身心障礙人士最適合的復健場所，更是他們重新找回自信和人際關係的最佳舞臺。除此之外，骨科手術後的病人透過水療可以早期復健與站立；神經相關疾病病患者如中風、腦性麻痺、脊髓損傷患者在水裡可以更輕鬆而有效率地進行復健；肩頸痠痛、下背痛也能在水裡運動之後減輕與舒緩症狀，持之以恆更可以得到長久的健康效益，即便是身障的小朋友也都能在這裡成為一名泳者。

水療的益處很多，也不僅侷限於復健領域。隨著科技日新月異，文明病的種類越來越多，人數也日趨上升，很大的原因就是現今的人都缺乏運動，所以政府也積極推廣全民運動，適當的運動才能有效減少文明病的擴散。而其中由於女性肌肉和運動量較男性來得少、對於壓力又較易感到沉重，像肩頸痠痛、脊柱側彎、慢性疲勞症候群、筋膜炎等問題都**較易發生在二十五歲至四十歲的女性，因此本書是專為此族群女性來做介紹，提供較陸地上運動負擔更輕的水中運動，建立肌肉力量、心肺耐力、身體柔軟度與放鬆心靈。**

治療是一門藝術，大致上可分為兩種，一種是「被動治療」，就是根據症狀來做消除，可以暫時舒緩疼痛，或是當根源沒辦法被解除的時候，作為替代方案；另一種是「主動治療」，讓病人自己參與治療，從根源來解決問題。追根溯底，文明病的源頭來自於姿勢不良與缺乏運動，如果能夠透過運動習慣來改變症狀，持之以恆，方能將這份健康存進自己的帳簿裡，自我療癒，而不用天天往醫院跑。

水中運動治療是一個很好的選擇，利用水的特性：浮力能夠減少運動時關節所承受的壓力，水的阻力與黏滯性可以依個人能力迅速被調整，水的壓力加速我們血液回流減輕心臟的負擔，而水中運動中適當的阻力訓練、柔軟度訓練和中低強度的有氧訓練特別適合女性，不僅增加肌肉量、減少痠痛、減少骨質疏鬆、調整姿勢、更可以幫助女性建立自信、培養社會互動能力、增加魅力風采！值得推薦。

武而謨（振興醫院復健醫學中心　物理治療師）

前言　認識水療

三十五歲後、五十五歲前，一定要建立良好的體質，否則就難有健康的老年！養成運動的習慣才是保本的對策，也只有運動能從根本強化肌肉和骨骼。那麼，是否有無論何種體質、年齡都適用的痠痛復健運動？有的！水療（水中運動治療）就是痠痛患者和熟齡族群最好的治療方案。**水中運動治療全面性的復健效益，從保持優良的姿勢、肌力、耐力、關節柔軟度訓練到強化心肺功能、協調平衡，這些都是現代人忙碌生活中重要的課題。**

「你累了嗎？」這句廣告詞想必不陌生。

壓力，是人的無時無刻無法逃脫的宿命。這可不是什麼悲觀的論調，事實上，人還不能不活在壓力之下，我們人體每一立方公分就要承受大約一公斤的大氣壓力，一呼一吸之間平衡著身體內外巨大的大氣壓力而幾乎忘了它的存在。

另一方面，激烈競爭下的各種人際關係及忙碌生活中的大小事，反而帶給現代人實質的感受，「壓力好大！」的心理，伴隨著緊繃的肌肉、痠痛的身體，成了時髦的文明病，熟齡族群尤其有感。

小毛病會累積成大問題，千萬不要等到「想不到……」，因為「千金難買早知道」，有痠痛又沒運動嗎？沒問題，你一定要體驗「水療」復健的魔力。

「水療」？

沒錯，對付痠痛水療究竟有甚麼樣的魔力，讓我們繼續看下去。

第一章

胖瘦與運動的關係

如果有一種治療方法主治痠痛又是復健，同時還做了運動、健康減重，那不就太好了嗎？

「有嗎？有這種治療？」

有的，那就是全身水療（Hydrotherapy）。

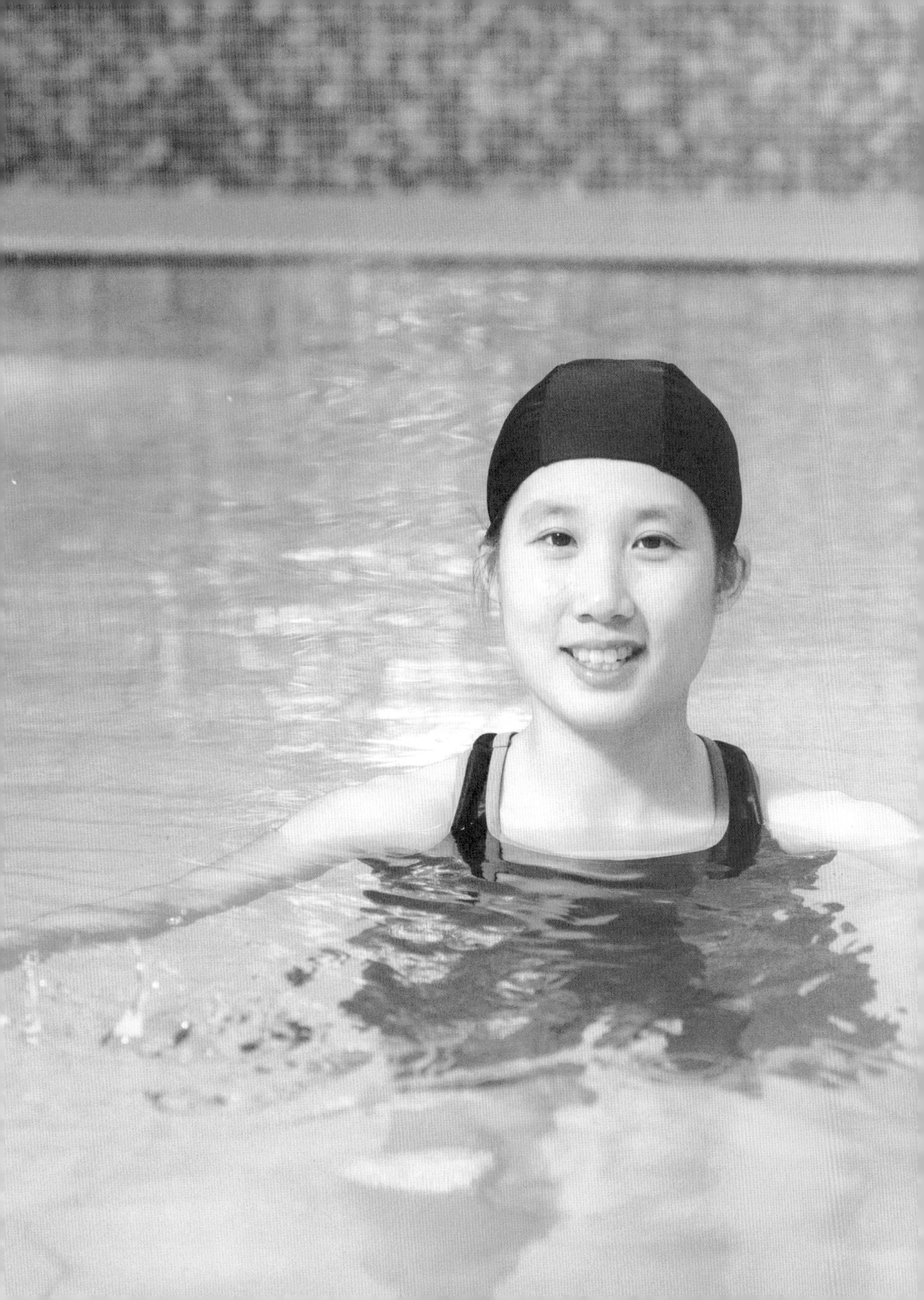

臺灣人每年平均工時二千二百小時，比日本、美國多出20%，比德國更高出35%，又忙又累不打緊，大家還愈忙愈胖。你知道嗎？肥胖也是一種疾病！

臺灣人又忙又胖！

據衛生署的報告指出，**臺灣人是亞洲第一胖**！「過重及肥胖年齡標準化盛行率」調查，相較韓國、馬來西亞、泰國、日本、大陸，臺灣過重及肥胖比率成年男性51%、成年女性36%、男童29%、女童21%。

最主要原因是臺灣人愛吃肉又吃得油，在肉和油的攝取量比起亞洲其他國家的人都多，**不愛動的人數竟然也是第一名，高達七成的國人沒有運動習慣**。而「愛吃肉、高油脂」這樣的飲食習慣更嚴重影響了下一代，**讓我們的兒童已經比亞洲其他國家的孩子都胖**，肥胖疾病之一的糖尿病人口已達一百六十萬人，每年還以三到五萬人的速度增加！腰圍中廣代表了國民健康亮紅燈，三高疾病正快速年輕化，未來整體醫療費用將更加難以負擔。

■ 民國 101 年國人十大死亡原因高達 8 項與肥胖相關

排名	死亡原因	人數佔比
1	惡性腫瘤（癌症）	28.4%
2	心臟疾病	11.1%
3	腦血管疾病	7.2%
4	肺炎	6.1%
5	糖尿病	6.0%
6	事故傷害	4.5%
7	慢性下呼吸道疾病慢性下呼吸道疾病	4.1%
8	高血壓性疾病	3.2%
9	慢性肝病及肝硬化	3.2%
10	腎炎、腎病症候群及腎病變	2.8%

資料來源：行政院衛生署

肥胖與癌症、心臟病、糖尿病、中風、腎臟病、肝硬化等疾病密切相關，估計健保相關醫療費用一年已經超過二百五十億至五百億元。

你是假瘦族嗎？胖瘦端看體脂肪

說到肥胖就聯想到脂肪，大家腦子裡立刻拉起警報，浮現出挺著一個鮪魚肚的驚悚畫面。

腰圍中廣的員外形象已經不是富貴逼人的象徵，反而是「高血糖、高血脂、高血壓」的代言人，因此，許多人（尤其是輕熟女）為了身材「斤斤計較」到一點點脂肪都不碰，簡直到了矯枉過正的程度。殊不知人體由水分、肌肉、骨骼、脂肪和非脂肪共同組成，一般而言，體脂肪對於身體是非常重要的「本錢」。

首先，體溫要靠脂肪來維持正常，內臟要靠脂肪來定位、避震和保護，維生素A、D、E、K必須溶於脂肪中才能吸收，而女性生育、製造母乳營養素都非脂肪不可，如果缺乏脂肪，不但皮膚無法光滑細緻有彈性，內分泌也會混亂，還可能導致骨質疏鬆、生育力下降、掉髮、臉色憔悴，因此，讓身體維持適度的脂肪比率是必要的，過瘦與過重都會導致營養不良罹患疾病。

假使你正慶幸自己看起來不怎麼胖，沒有鮪魚肚，不是小腹人，也請等一下再高興，如果你屬於「上班打卡制、下班責任制」的靜態上班族，常常加班、熬夜、睡眠不足，三餐外食隨便吃吃或刻意不吃，到了週末假日不時邀約同事好友吃大餐、下午茶，這種生活模式容易導致體脂肪超標，還是胖！

看起來不胖的「假瘦族」，可不是把怕胖掛在嘴上的熟齡族群獨享的專利喔！連三十歲以下的上班族也逃不掉。可能體重BMI正常，但是體脂率竟然破表，什麼意思呢？不是體重身高比的BMI未超標、腰圍在範圍內就是標準了嗎？

人體內脂肪量的百分比稱為「體脂率」，同樣重量的人體脂率不一定相同，打個比方你就懂了。

一公斤的里肌肉和一公斤的五花肉哪一個重？一樣重！

對。但哪個比較肥呢？答案自然是五花肉。

「假瘦族」外表不胖，但是體內脂肪多而肌肉少，超時工作壓力大，睡得晚、睡得少，再用美食補償自己的生活模式，製造出「過勞肥」、「隱形肥」，男性的脂肪常見在上腹部及腰部，女性脂肪則多半聚集在上臂、小腹、臀部及大腿，體脂肪超標，難敵慢性病的侵襲。

肥胖是肌肉痠痛的源頭

「假瘦族」沒發現自己躋身肥胖行列，對於肥胖附加的症狀警覺性也低，當體內脂肪多、肌肉少時，常會伴隨以下情形：沒精神、疲倦、不時頭暈心悸、胸口悶、容易喘、膝蓋疼痛、腰痠背痛、全身痠痛。

然而，愛吃肉又不愛動的臺灣人最熱衷的活動正是減重瘦身，從吃的、喝的、擦的、抹的、用的、穿的，只要明示或暗示能不用少吃就變瘦，一定引起旋風式的流行熱潮。愛美女性還常常採用斷食、只吃水果、生菜沙拉等激烈方式來求快速減肥，但真正甩肉成功的人並不多，反倒是

「愈減愈肥」賠上健康的新聞不時出現。

其實，過度節食的激烈減重方式減少的多半是肌肉，回復正常飲食馬上復胖，然後又進入節食的循環，但復胖回來的卻有八成是脂肪，再加上基礎代謝率隨年齡逐年下降，減了半天少掉的體重沒有減掉肥，還是手壯、腰凸、腿粗，更容易疲勞外加腰痠背痛。

過重、肥胖是「慢性自我傷害」。中年發福外加累到不想動的生活模式，不知不覺地慢慢摧殘著健康，那怎麼不是自我傷害呢？

很多人說我的運動量夠多了，上班、買菜、洗碗、拖地、做家事，累死了。**其實那不是運動，也不是勞動！勞動還有一個「動」字，那是「操勞」，從儲蓄的觀點來看，那都是支出。只有運動才是存款，有了本錢才能經得起操勞。**

運動要有一定的模式、一定的方法和一定的條件，復健運動更要有正確的診斷做為基礎。全身水療得天獨厚，除了全身熱療、增加血液循環與新陳代謝之外，一系列的水中運動到治療性的游泳，容易、有趣、又不痛，還強化了肌肉的力量、關節的柔軟度，何樂不為呢？

❹ BMI 指標

體重是身體內水分、肌肉、骨骼、脂肪和非脂肪組成的重量總和，因男女性別、年齡而不同。成長階段的體重變化來自於各種組織細胞增多變大，而成年後體重增加主要是「脂肪增加」。因此，衛生署以世界衛生組織廣泛使用的「身體質量指數」（Body Mass Index, BMI) 為依據，實地調查後加上腰圍大小，訂出國人的相關肥胖指標：**超過 24 為過重，超過 27 就是肥胖。**

身體質量指數計算公式（BMI）＝ $\frac{\text{體重（公斤）}}{\text{身高}^2\text{（公尺}^2\text{）}}$

例 45 歲的陳太太，身高 162 公分、體重 62 公斤，她的 BMI 指數為

$$\frac{62}{(1.62\times1.62=2.6244)}=23.62$$

瀕臨過重！

■ 國人肥胖定義（成人）

	身體質量指數 (BMI) (kg/m^2)	腰圍（cm）
體重過輕	BMI ＜ 18.5	
正常範圍	18.5 ≦ BMI ＜ 24	
異常範圍	過　重：24 ≦ BMI ＜ 27 輕度肥胖：27 ≦ BMI ＜ 30 中度肥胖：30 ≦ BMI ＜ 35 重度肥胖：BMI ≧ 35	男性≧ 90 公分（35.5 吋） 女性≧ 80 公分（31 吋）

資料來源：行政院衛生署

Point.

測量體脂肪的幾種方法

❶ 有「黃金標準」的「水中秤重法」

根據阿基米德原理，利用「當身體浸入水中，排除的水量等於身體減輕的重量」來計算身體密度，再以特定公式換算出來，但是受限於場地和執行面，已很少使用。

❷ 體圍法

以腰圍（公分）除以臀圍（公分）得出計算值。一般而言，男性腰圍超過 90 公分（約 35.5 吋），女性腰圍超過 80 公分（約 31 吋）就算肥胖。

每個人高矮體型不盡相同，而腰圍與腹部內臟脂肪高度相關。臨床研究發現，十五歲以上腰圍太粗的人（男性腰圍超過 90 公分；女性腰圍超過 80 公分），五年內高血糖風險比一般人高出 4.5 倍，心臟病、腎臟病、中風機率也高出兩倍。

■ **體圍法腰臀比公式**

（waist-hip ratio, WHR）

$$\frac{\text{腰圍（公分）}}{\text{臀圍（公分）}}$$

理想值

男性：0.85～0.9

女性：0.7～0.8

❸ 生物電阻法

因為體脂肪不導電，以低壓電測出電阻值，數值愈大代表體脂肪愈多。

■ **電阻式體脂率標準**

性別	＜ 30 歲	＞ 30 歲	肥胖
男性	14-20％	17-23％	25％ 以上
女性	17-24％	20-27％	30％ 以上

從事水療，經由物理治療師設計的水中運動、有氧運動燃燒脂肪，達到減重的效果，不要讓關節承受過度的壓力，經由水中復健運動不但可以改善肌肉的品質、增加全身的血液循環，許多疼痛的情形自然迎刃而解。肌肉強壯之後才能提供關節、骨骼、神經系統很好的支持與保護，讓我們的身體用得長長久久，生活更有品質。

五十五歲前要創造健康體質，才能有健康的老年

人體約有六百條以上的肌肉，有系統、有規則的相連著，隨著成長期而茁壯到二十歲達到最佳狀態，之後，每增加一歲即衰退1%，五十五歲以後衰退速度加快，每年下滑約3%，肌肉依賴燃燒熱量來維持力量，身體肌肉多，脂肪就不易堆積。

三十五歲以後的熟齡族群常會感嘆體力大不如前，除了肌肉量與體能顛峰期已差距很大之外，「靜態生活型態」更加速人體機能老化，一旦有一天倒下，那真的不是意外啊！對於熟齡族來說，關鍵在於五十五歲以前

一定要創造健康，讓體力甦醒，才不會成為「臥病在床的銀髮族」。

可是，如果身體已經出現痠痛問題，或是已經飽受痠痛之苦的人要怎麼擺脫靜態生活「動」起來呢？

主治痠痛！復健＋運動＝水療

飽受痠痛困擾的人對於「主治痠痛」這句話想必不會陌生，治療痠痛在臺灣，快成了中西醫和各類傳統、民俗療法的主流業務，然而無論什麼療法都是治標，專家都還是會苦口婆心的提醒，打針、吃藥不表示痠痛問題獲得解決，養成運動的習慣才是保本的對策，也只有運動才能從根本強化肌肉和骨骼系統。

「啥!?我都已經這裡痛那裡痛了，還要運動？」

「上班這麼忙了，哪還有空運動？看醫生都要找時間了。」

如果有一種治療方法主治痠痛又是復健，同時還做了運動，那不就太好了嗎？

「有嗎？有這種治療？」

有的，那就是全身水療（Hydrotherapy）。

「醫生怎麼沒有告訴我？」

這就是本書要告訴你的。

Point.

有強壯的肌肉，才能讓我們抬頭挺胸！

如果用鋼筋來比喻人的骨骼，脊椎是大樑，肌肉則像是混凝土。人體脊椎幼時有三十三塊，成人有二十六塊，自頸部到臀部分為頸椎七塊、胸椎十二塊、腰椎五塊、薦椎五塊（成人合成一塊）、尾椎四塊（成人合成一塊），脊椎和脊椎之間由椎間盤連結，保護著脊髓和三十一對神經。

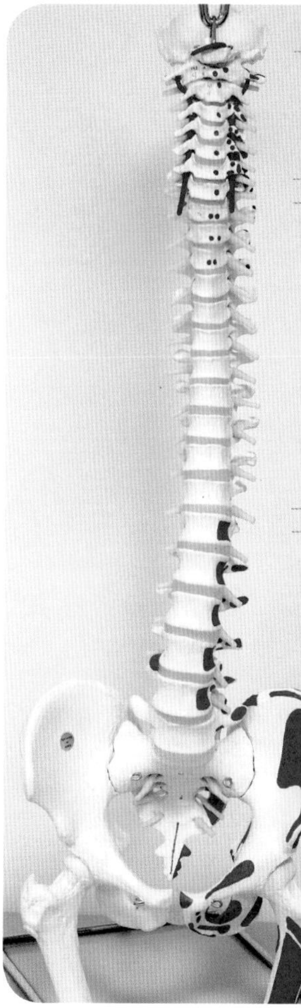

四肢關節骨骼連接脊椎，脊椎和骨骼由肌肉層包覆，深層肌肉群撐起身體讓我們抬頭挺胸，**過重和肥胖將致使虛弱的肌肉無法穩定支撐脊椎，就像品質不良的混凝土和不當的負重會影響屋子的結構**，面對每天日常生活、工作、環境帶來的壓力，讓肌肉緊張疲勞、血液循環不良，無法得到足夠的水、養分、礦物質，廢物排不出去，疼痛物質累積，刺激神經發炎，引發痠痛反應，導致大腦下令疼痛部位肌肉硬化以便保護，更加促使肌肉硬化而陷入痠痛反覆發作的惡性循環。

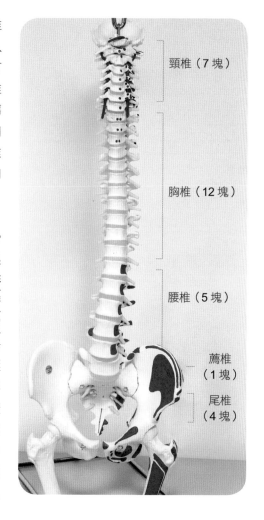

第二章 水療，古羅馬人都知道的好方法

攝氏35至37度的水溫具有一種魔力，讓全身自然進入一個放鬆狀態。

「水」的確有著與空氣很不一樣的特性：壓力、浮力、阻力。

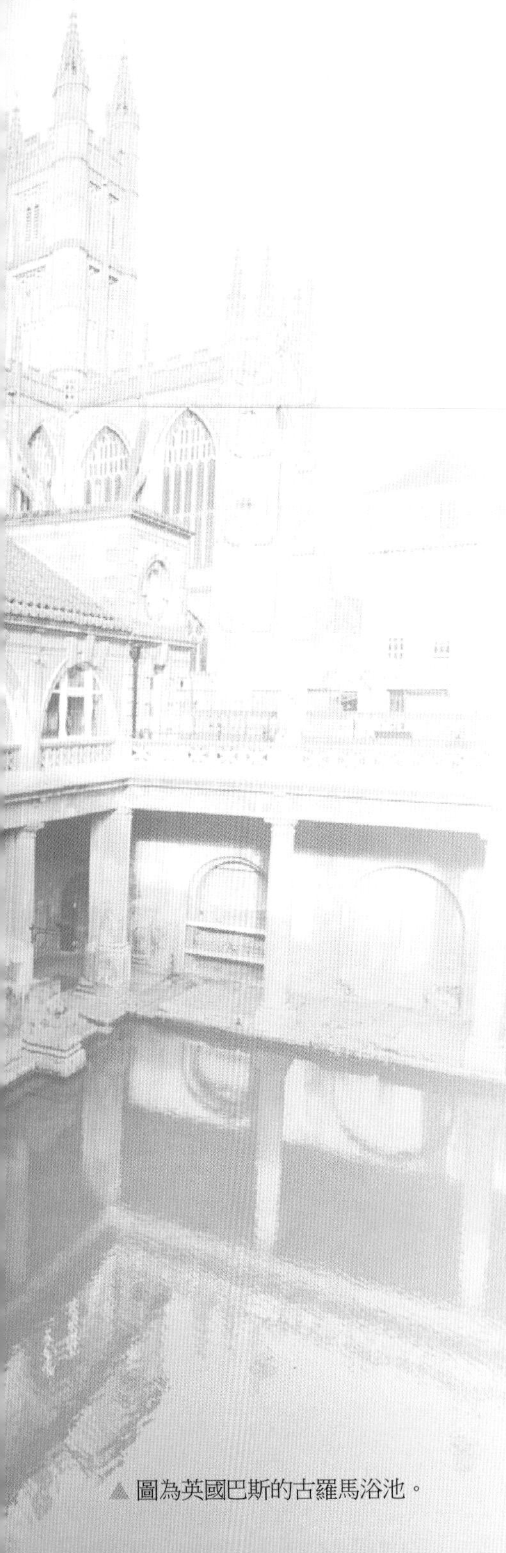

▲圖為英國巴斯的古羅馬浴池。

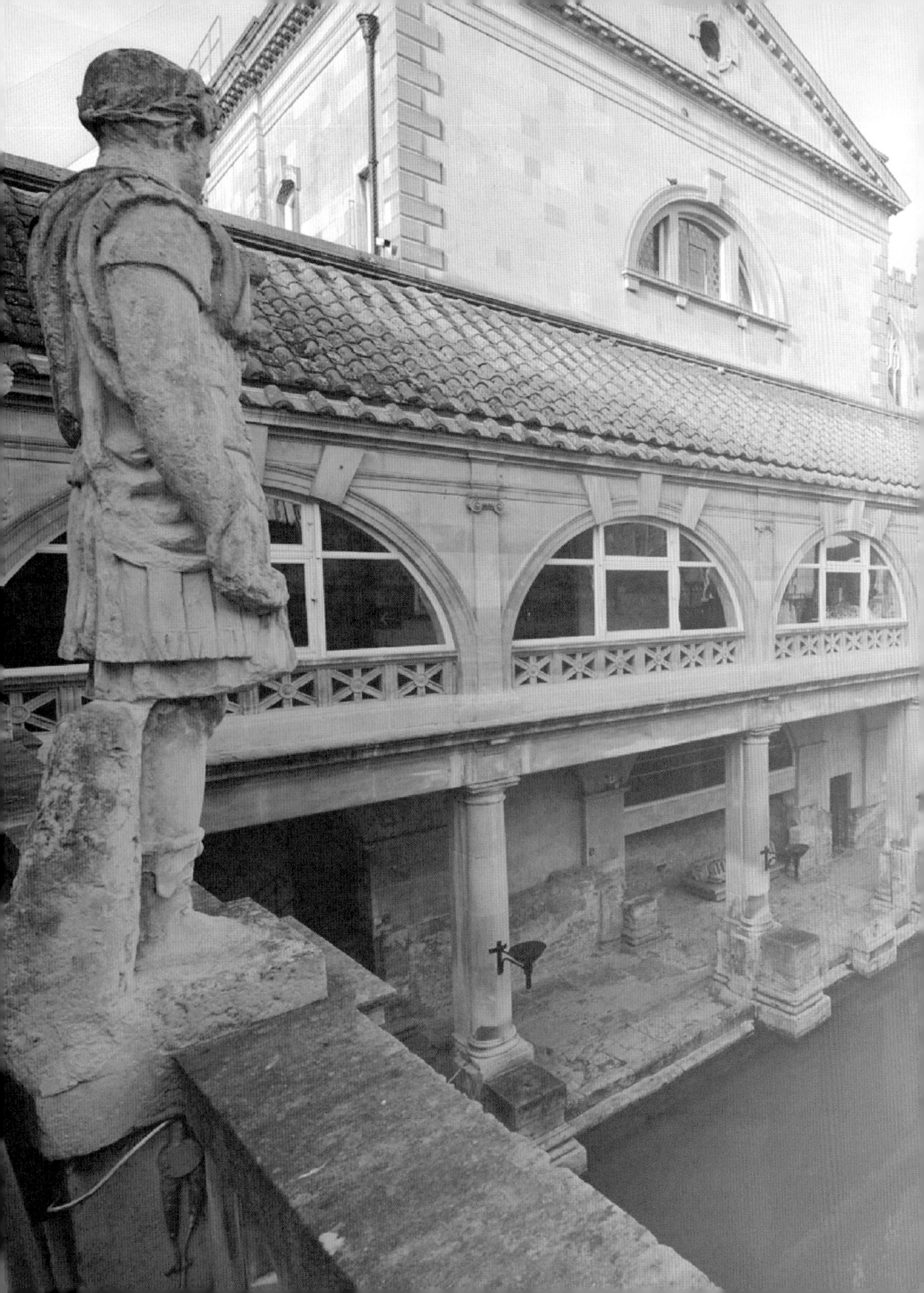

水在地球上佔有五分之四的面積，人的身體70％也是水，我們的祖先很早就知道水療的療效。在人類歷史上，溫泉湧出的地方往往被視為「神聖」之處，西方醫學之父希波克拉提斯（Hippocrates）就已經運用溫泉為病人進行治療，所以水療可以說是最古老的一種物理治療。

古今中外皆然，不論是古羅馬的人工溫泉、英國巴斯（Bath）溫泉聖地、秦始皇的驪山溫泉、芬蘭人的桑拿（Sauna）三溫暖或日本人的「泡湯」，甚至是近年來十分時髦的SPA和醫院復健中

■ 水療的發展歷史

- 2400BC：古印地安人用水來治療疾病
- 460BC-375BC：希波克拉底（Hippocrates）使用水來治療肌肉骨骼疾病
- 1697 年：第一本專業的水療書籍出版
- 1890 年：人們從被動地水中沐浴轉為主動參與水中運動
- 1967 年：振興醫院水療

心的水療，都是利用水來消除疲勞、放鬆心情、增加血液循環並減輕肌肉關節疼痛，甚而用來治療許多慢性疾病。

古羅馬的浴池

古羅馬浴池不只是治療的用途，也是社交的場合，羅馬卡拉卡拉浴場（Caracalla）是著名的浴池遺跡，可容納多達兩千人。古羅馬浴場中保存最為完整的浴場之一是龐貝遺址古城廣場旁邊的「老浴場」，隨著羅馬人的足跡，在歐洲各地的溫泉也隨之開發，英國巴斯現今的羅馬浴場還保有羅馬時期的原貌。

古卷聖經中記載著，耶路撒冷城外羊圈邊上有一個水池，名叫畢士大池，池邊坐了許多病患，有不良於行的、有看不見的……都在等待天使的降臨，每當天使降臨攪動池水的時候，第一個進入水池的病人將獲得醫治。耶穌曾在這裡治療過許多的病患。

芬蘭浴（Sauna）

芬蘭浴就是國內說的三溫暖。在芬蘭當地其實設備簡單，在浴室裡放個火爐，爐中燒熱石塊，並使室溫增高到攝氏50至80度，在高溫潮濕的空氣中蒸烤，依情況不時在爐上灑水，以調節溫度和濕度，再用樺樹枝葉拍打身體按摩，最後離開浴室進入冷水池中，用冷水來刺激身體、降溫。但**這種水溫變換的方式，對於患有心臟血管疾病的人而言是一大禁忌。**

巴登・巴登（Baden-Baden）

巴登是德國最有名的溫泉城市，位於阿爾卑斯山脈黑森林之中，十七世紀就以溫泉治療養生旅館而聞名歐洲，稱之為Kurhaus，意思是health resort（健康中心），也是歐洲貴族度假勝地。每當人們一想到此地，身心壓力就少了一半，針對不同疾病還設計了不同的溫泉和療法。

沖浴水療法（Kurhaus）

沖浴水療法演變至今，成為結合了休閒娛樂的溫泉療法。沖浴水療是利用不同的水溫、不同的水柱、噴頭，配合水柱的壓力和噴射出水流的速度、頻率，從空中、水中沖擊身體、肌肉關節和身體上的壓痛點或穴道，以增進血液循環、促進新陳代謝，進而達到止痛、消除疲勞的目的。

泡湯

溫泉文化是日本人的最愛，按照溫泉的特性可分為酸性、鹼性和單純溫泉，不同的水質、溫度，各有不同的療效：有所謂的鐵乃湯，對神經痛、風濕有效；瀧乃湯對慢性皮膚病、糖尿病有效；星乃湯對婦人病、關節炎、消除疲勞有效，在日本著名的溫泉有草津共同湯、鹿兒島露天溫泉、本洲田澤湖的乳頭湯溫泉，而別府血池溫泉則含有豐富氧化鐵和氧化鎂，像血一般呈血紅色，泡湯溫泉文化歷史悠久，其實都是藉著水的溫度、特質還有大自然的美麗風光，對身、心、靈的放鬆與修復。

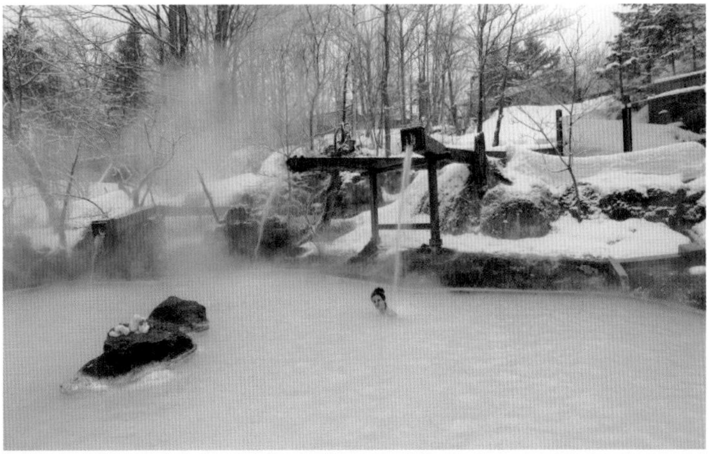

▶ 溫泉文化是日本人的最愛。

水療的神奇魔力

人體在無重力的環境及溫暖的水溫下，自然能得到放鬆的效果。水壓可以幫助腳部血液回流。當水深在肚臍位置時，水中站立時的體重為原來的50％，水深及胸（劍突）時，重量為原來的33％，如果水深到頸部（頸椎第七節），體重僅剩10％，大大減輕了下半身的負擔，對於腰痠背痛、肩頸痛不能承受負擔又需要動的人，在水中可以依照個人條件（年齡、體力、疼痛部位）循序漸進地進行復健治療，**即使是肥胖者也能輕鬆達到復健和運動的治療效果，所以說水療是痠痛患者和熟齡族群最好的治療方案**。

在陸地上為了抵抗地心引力，再加上工作、日常生活的壓力，身體很難完全放鬆，除了經常覺得沉重不說，熟齡族群還常有下肢浮腫、足部腫脹的問題，當全身進入攝氏35至37度的水療池中，水提供身體很好的支持與保護，利用浮力很容易可以完成一些動作，利用阻力也可以做為肌力訓練，在水中有些活動是陸地上無法做到的！

為什麼在水療池裡就好像有神奇的魔力呢？其實不是好像，而是「水」

的確有著與空氣很不一樣的特性：壓力、浮力、阻力。

壓力

水壓比空氣壓力要大，巴斯卡定律指出，水對每個方向的作用力都是相等的，因此在水中的任何一點，其來自上下及各方面的壓力都是一樣的。當人體浸入水中，水提供了人體垂直姿勢的支持力，對一個腹肌弱的人就有猶如使用束腹的效果，可以幫助血管舒縮的控制

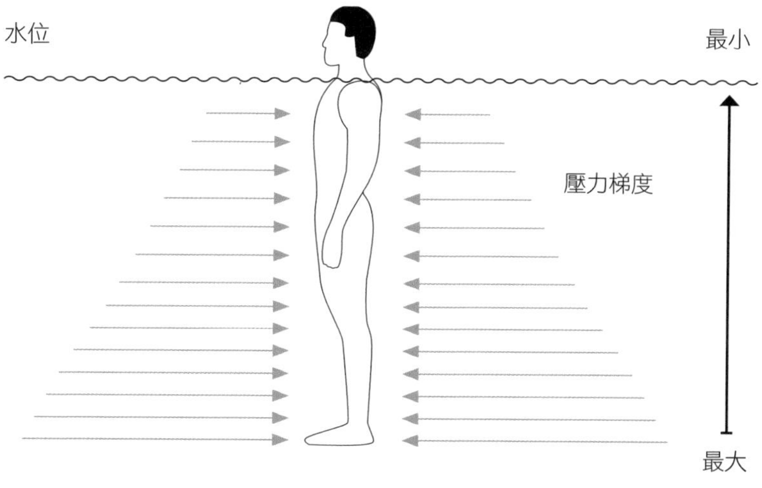

▲ 人體在水中的壓力圖：當患者站在水中時淨水壓的效應。隨著水加深，密度上升且壓力隨之上升（水面下30 公分、淨水壓為22.4mmHg；水面下120 公分、淨水壓為88.9mmHg。）

（vasomotor），增加血液循環及血液回流。當血液循環變好後，人就會覺得舒暢，尤其是腰痠背痛的熟齡族，經過全身水療活動了身體，血液循環增加、肌肉放鬆，很快就會感到神清氣爽。

當全身浸泡在水理，吸氣的時候會有壓迫感（因為水加諸在胸廓上的壓力），也正因為如此，水的壓力提供了吸氣肌肉、吸氣能力的訓練。如果再加上水中運動，呼吸加快、加深，對心肺耐力特別有幫助！

浮力（BUOYANCY）

液體作用在物體上垂直向上的力，具有使浸入水中的物體浮到液體表面的作用。根據阿基米德原理，物體在水中所排開的液體重等於物體所減輕的重量，因此，浸入水中的肢體有重量減輕中的物體浮到液體表面的作用。

水的比重是一，當物體比重大於一時易於下沈，但人體比重為0.974，因此可以浮起接近水面，當肺中吸入空氣就更容易浮於水面之上。

浮力的大小依水面下的身體表面積、身高、體重、身體組成，以及水深等因素而不同，脂肪多時密度就降低。一般而言，女性比男性容易浮起，**水的浮力創造了無重力狀態，腰和關節不像在陸地上需要抵抗地心引力和承受身體的重量，因此，若能利用水來進行復健會比在陸地上容易，也比較不痛**，因為水已經把身體全部包住，而且提供了很好的支持與保護。水療對退化性關節炎特別有幫助，除了降低關節的壓力，同時還能強化關節四周的肌力，藉此改善整體的心肺耐力。

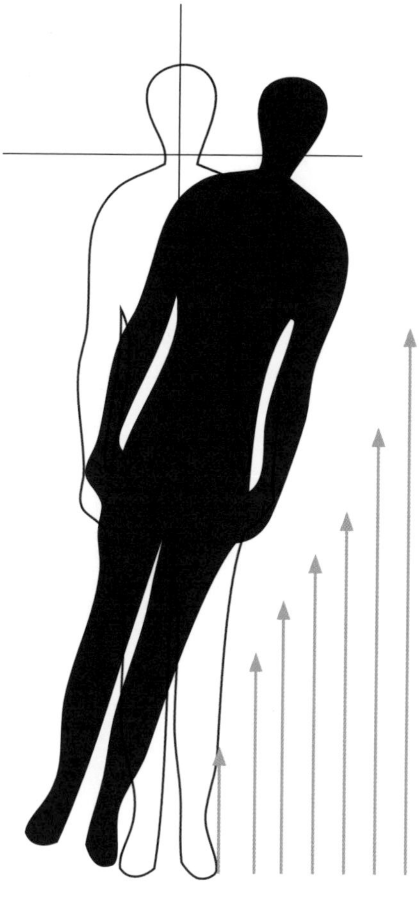

▲水中的浮力能幫助人體恢復站姿，但也挑戰訓練人的平衡感。

阻力和黏滯性

同樣的動作，在水中的阻力是在空氣中的十二倍到十五倍，意思是在水裡不用像在陸地上氣喘吁吁，就可以達到同樣的運動強度，而且動作愈慢阻力愈小，動作愈快阻力愈快，用變換速度的方式改變阻力大小，就可以提高運動強度，強化肌力、心肺功能，同時提升最大攝氧量。

慣性

水和許多的物質相同，有慣性特質。要開始、停止活動或改變活動的速度、方向都需要外力介入。一旦水開始流動，在水中的身體即順著水流動的方向持續運動，所需的力量不多，若是要停止或改變速度與方向，則需要相當的力量克服水的慣性才行。基於此，通常水中慢速運動較快速容易，利用水的移動可作為人體活動的助力或阻力訓練。

高比熱與熱傳導

水的傳熱速度是空氣的二百四十倍，密度是空氣的七百七十五倍，水的比熱大於空氣，可將熱效應傳導到更深的組織，**水療的水溫控制在攝氏**

比熱

使1公克物體溫度上升攝氏1度時所需的熱量（amount of heat），水的比熱是1，用做其他物體比熱的標準。熱量以「卡」（cal.）為單位。物體受熱時上升的溫度除體積大小的影響，因比熱不同而各不相同。

35至37度，人體皮膚表面溫度平均約為30至32度，全身浸在這個溫度下，人體感受是溫暖不熱、舒服又放鬆，且與其他熱療方式有所不同，水療熱度可在整個運動過程中持續不變，而且肌肉較不易疲勞，能促進血液循環與新陳代謝、減輕疼痛、增加軟組織柔軟度、提升關節活動的角度，在水中進行運動熱量消耗比在空氣中更大，因此水療後會有一種放鬆的疲勞感。

任何人都可用的水療

水療不限大人或小孩，也不限性別、體力都可以進行。國內水療首見於石牌振興醫院（一九六七年由蔣宋美齡女士創辦振興復健醫學中心），原先是針對小兒麻痺以及兒童早期療育，治療包括發展遲緩、腦性麻痺、過動症、自閉症的兒童，逐步擴大為無法在陸地上正常行動的病人進行復健，特別是神經系統受損者，如中風、脊髓損傷、帕金森氏症、腦部外傷以及相關科別的術後復健。

水療復健讓他們可以練習一些在陸地上不能做到的動作，在水中這些困難的動作都變得輕而易舉，伸展肌肉的活動，對增進下肢血液、淋巴回流十分有效，利用水的阻力運動強化了肌肉關節韌帶，激發病人的意志，甚至成為傑出的特殊奧運、殘障奧運運動員。

針對燒燙傷病患，水療更是醫院燒燙傷中心必備。水療可以軟化結痂的組織，清理傷口及皮屑，使沾黏的紗布容易脫落，加速傷口癒合的同時，也能減輕病人的痛苦。由此可見水療是種復健、運動、治療多管齊下的難得方式，然而受限於場地和制度面，國內醫療院所鮮少投入這方面的資源。

大家都知道規律運動對健康有莫大的好處，除了增進體能、控制體重、促進免疫力、降低疲累感、增進自信及建立自我形象，但是對於身體有病痛困擾的人，運動總有許多限制和困難，水療卻可以讓身體有障礙的人都如魚得水，找到自信和活力。

Point.

為什麼要做水療？

可以選擇的運動以及治療方式這麼多，為什麼要選擇水療？水療究竟有什麼好處與魅力？

	水療的好處簡單說
1	安全、安心、開心的運動環境，時時刻刻挑戰平衡，是安全有效的平衡訓練。
2	水提供了很好的支持與保護，除減少運動傷害以外，還能減輕關節壓力。
3	增加肌力、耐力、肌肉柔軟度和關節活動範圍，不只單方向關節與肌肉受到強化，全身都受到鍛鍊。
4	專注在動作本身，與身體對話，增進協調、平衡與心肺耐力，並且是十分良好的「感覺刺激」。
5	水是您的個人教練，水就是最好的訓練工具，體會與陸地不同的運動經驗，能做得更多。
6	全身性熱療，加上運動治療，可促進血液和淋巴循環、新陳代謝、消腫並減輕疼痛。
7	增進口腔功能，如語言、咀嚼、呼吸或吞嚥等。
8	降低不正常肌肉張力，易於引發正常的肢體活動，協助發展身體控制訓練。
9	良好的鬆弛運動，舒緩身心壓力，有益健康，對病患的社交及心理有很大的助益。

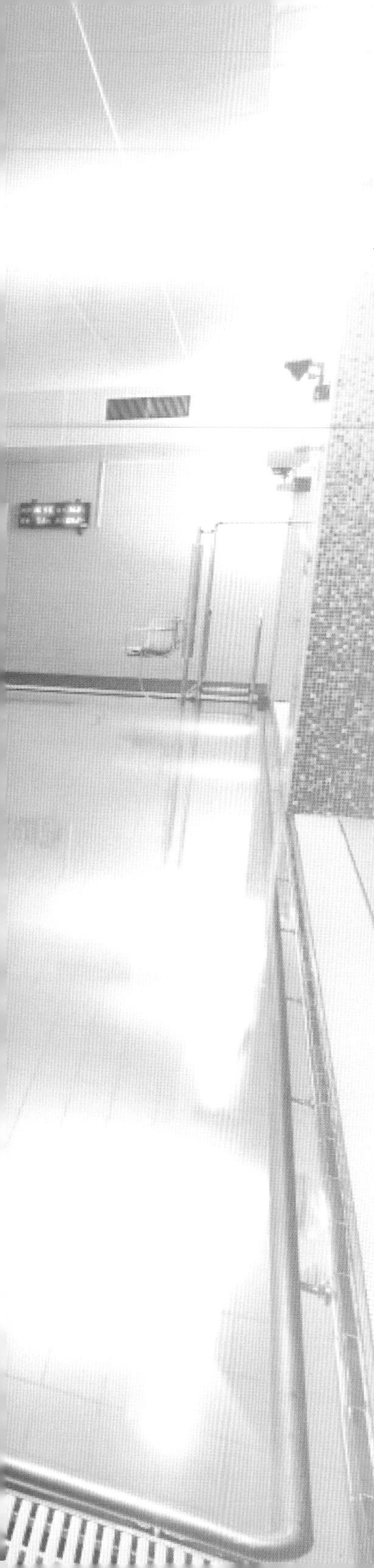

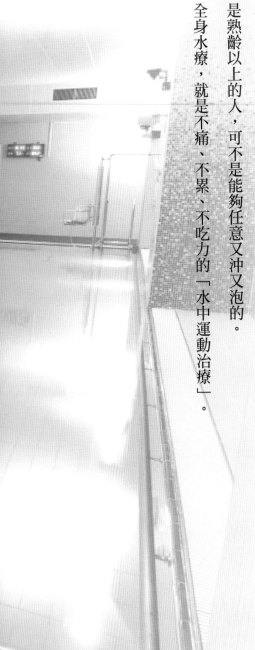

第三章 水療≠SPA

坊間ＳＰＡ水療有各種沖、噴、淋、灑、泡、烤、蒸，再加上人體經絡、穴道、水柱按摩，藉以消除疲勞、舒緩身心，然而對於已經有痠痛症狀、或是熟齡以上的人，可不是能夠任意又沖又泡的。

全身水療，就是不痛、不累、不吃力的「水中運動治療」。

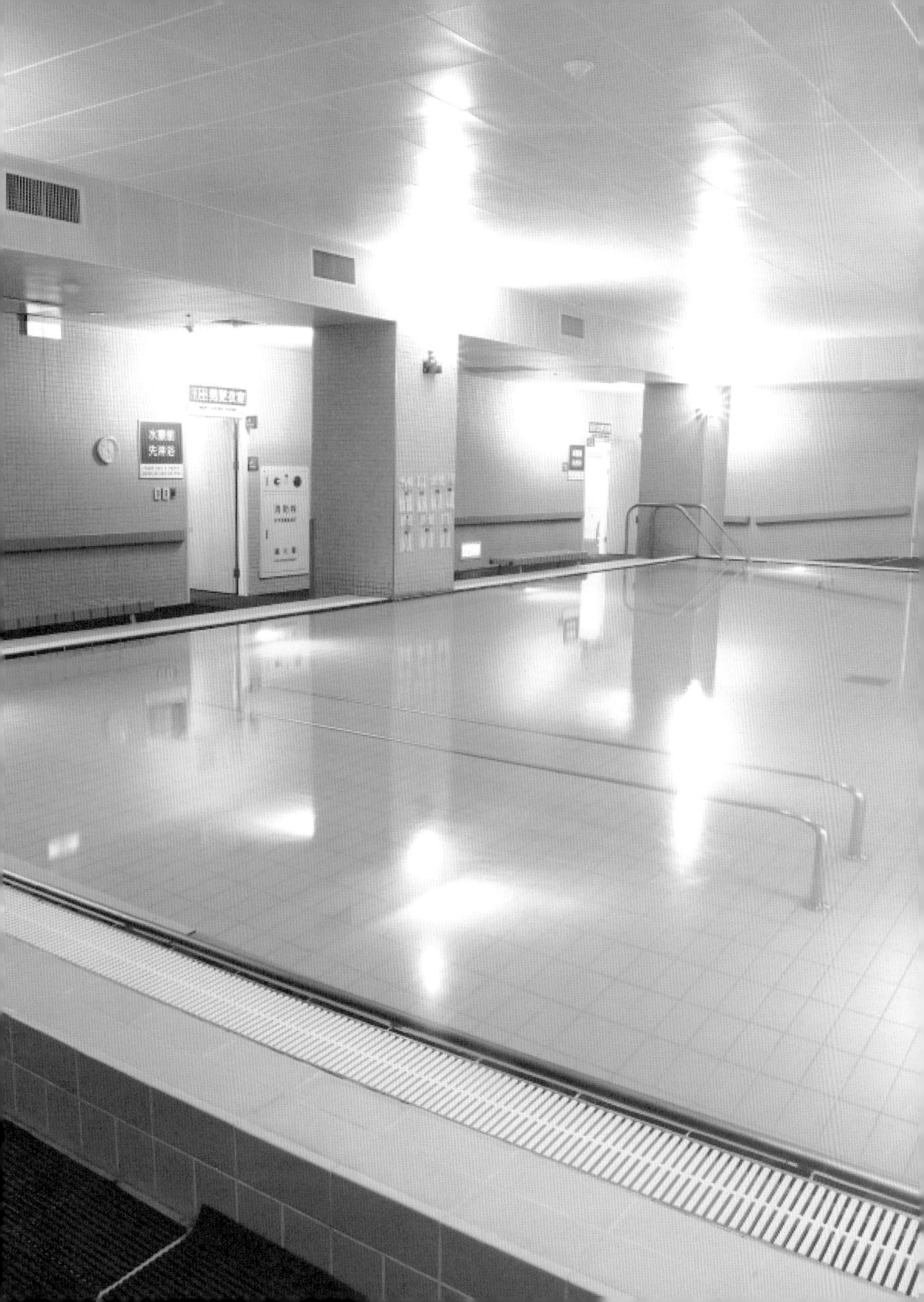

水療是什麼？

水療（Hydrotherapy）是復健醫學物理治療中的一個項目，又分為全身水療或局部水療，按照個人的病情和診斷給予全身或局部水療，局部水療的水溫比較高，約在攝氏40至42度間，配合水中噴氣造成的漩水流，更具肢體按摩的效果，對於減輕肌肉、關節的疼痛，增加血液循環和關節活動都有很大幫助。

全身水療的水溫在攝氏35至37度之間，是屬於「中溫帶」，這個特殊的溫度帶是經過多年下來臨床的實證結論。以復健醫學先進國美國為例，全身水療的水溫只在攝氏25至28度，與溫水游泳池的水溫相當，國內開創水療之初，治療對象均為幼童，偏低的溫度無法降低痙攣，攝氏35至37度的水溫則具有一種魔力，最容易讓全身自然進入一個放鬆狀態。

當水溫高於攝氏34度時，溫熱效應使得代謝逐漸提高、血液循環增加，將體內廢物排出體外以消除疲勞，同時藉著水的浮力、壓力、阻力、慣性，能給予身體良好的支持和保護，加上「運動治療」，達到伸展肌肉、增強肌力、心肺耐力，強化協調平衡等各種功能，完成陸地上做不到的復健運動，因此**簡單的說，全身水療，就是不痛、不累、不吃力的「水中運動治療」**。

SPA就是水療嗎？

咦？水療不是SPA嗎？

近年來SPA在臺灣大為流行，只要是和水沾上邊的，一律都被冠上「水療」稱呼。

SPA起源於一個地名「Spa」，它是位於比利時森林中的一個小鎮，因為當地水質純淨，早在羅馬時代就是遠近馳名的溫泉鄉。Spa城特產具有療效的溫泉和天然礦泉水，不但可以浸泡，還可以飲用，也已經成為罐裝水行銷全球。

另有一說是SPA源於拉丁文Solus Por Aqua，Solus指「健康」，Por指「經由」，Aqua則指「水」，意思是「經由水得到健康」。演變至今，

ＳＰＡ一詞成為一種健康休閒、美容、塑身的時髦代名詞，再經過商業包裝加上「水療」二字，大家便以為ＳＰＡ就是水療。

坊間ＳＰＡ水療有沖、噴、淋、灑、泡、烤、蒸各種方式，再加上人體經絡、穴道、水柱按摩等，從生活品質的特定角度來看，ＳＰＡ確實有其正面的意義和價值，能夠消除疲勞、舒緩身心。但是許多人對水療的認知、運用和安全性卻不瞭解，以至於新聞報導不時會出現**高溫浸泡造成心臟病發、強力水柱造成頸椎受傷、肌肉軟組織受傷、腎臟出血等不幸事件。**

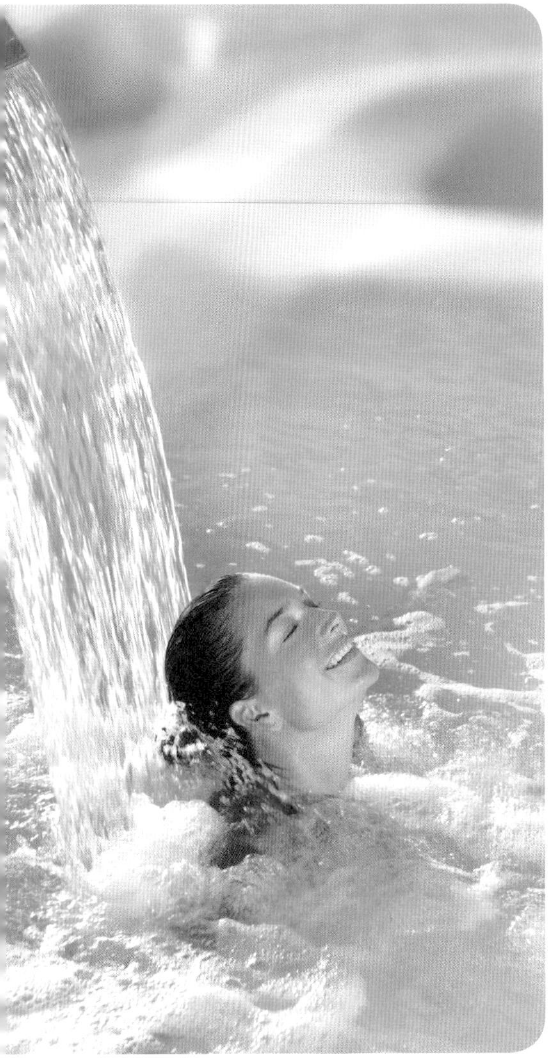

對於已經有痠痛症狀或者是熟齡以上的人，是不能夠任意又沖又泡的。特別是講到「治療」，如果沒有專科醫師正確的診斷，接下來的治療會有效果嗎？所以專業的水療是在復健科經由醫師診斷後，由物理治療師利用水的浮力、阻力、壓力，依病人的病情，個別給予不同方式、不同程度的水中運動治療處方，病人的評估、檢查、衛教和回家後應該加強的復健運動都很重要。

近年來樂活的風氣抬頭，許多熟齡族群開始追求健康，沒有運動習慣的人用「我還年輕」的想法，等有朝一日為了健康突然開始運動，卻反而造成運動傷害。因為**「身體活動」和「運動」是不同的，做家事、走路、爬樓梯、搬東西雖然有益，但不是運動，「運動」是需要有目標、有計畫且規律的鍛鍊身體，並且熟知該項相關規則，否則，只能稱為休閒活動。**

「老化」的確是每天都在進行的，為了防止老的時候臥病在床，熟齡族群在忙碌的日常生活中，一定要維持身體的機能，如果身體已經出現不適，藉由水療治療痠痛同時恢復體力是非常好的方法。

水療與游泳、SPA之間的差別

水療是一項有效的運動治療方法，有許多勝於其他運動方式的優點。病人在攝氏34度（夏天）至37度（冬天寒流時）溫水中，可使全身放鬆並幫助減輕疼痛，這個溫度的身體代謝率與人在空氣中大致相同，因此病人能夠在較舒適的情況下活動，並使關節的活動度增加。

另外，溫水使身體表面血管擴張，一旦供應皮膚的血液增加，將使皮膚營養狀況獲得改善，此情形在周邊血液循環不良的病人身上尤其明顯。當溫暖的血液到達下層的肌肉而使肌肉溫度上升，其收縮變得更容易且更為有力。

水中運動治療不同於其他熱療者，是其熱度可在整個運動過程中持續不變，而且肌肉較不易疲勞。水的浮力除了幫助人放鬆、減輕疾病，還可以支持身體使身體重量減輕。病人可用較少的力量達到活動肢體的目的。在水療的運動計畫中先藉用水的浮力做幫助運動，進而將浮力當成一種支持，最後可用之做阻力運動。每種不同的運動更可藉用漂浮物，或改變被

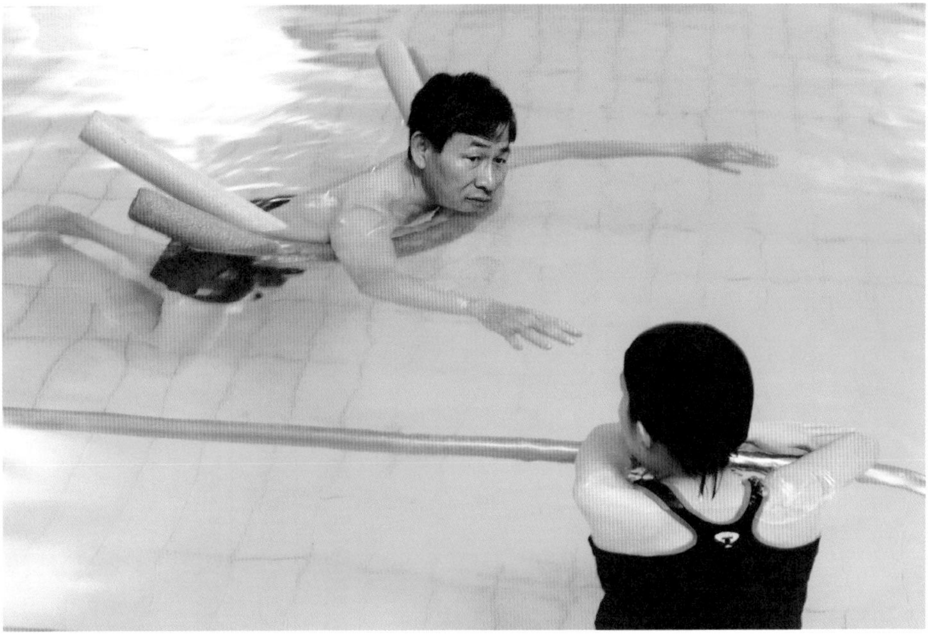

▲ 水的浮力可以幫助人放鬆、減輕疾病，還可以支持身體使身體重量減輕。病人可用較少的力量達到活動肢體的目的。

活動部位的力臂長度，以改變運動速度以及製造水的攪流（turbulence）而達到不同的效果。

水療池的安全要求較高，經特殊設計無障礙環境，對於行動不方便者或是高齡者都非常友善，**池底池磚的防滑係數要求高於一般游泳池，池邊四周都有扶手，池子裡和水療室中的燈光都考量過水的折射避免引起暈眩反應，室溫則全年維持在攝氏28度，連空氣中的濕度都有講究。**

水療與游泳

游泳是一項特別有用的水中運動，不同的泳式使肌肉得到廣泛不同的使用，所以水療結合游泳、物理治療及運動治療，發展出針對每位患者最適合的專屬治療性游泳計畫，許多嚴重殘障者學會了治療性游泳，他們驚喜的發現在水療池中變得那麼容易活動，除去治療效果不談，也是一種很大的心理建設。

游泳是一項非常好的運動，無論是自由式、蛙式、仰式、蝶式，都是全身性的運動。在水裡需要放鬆和專一，可以拋掉所有雜事，專注在一吸一吐的當下，優遊自在樂在其中，對於現代人動不動就「煩事」上心頭大有益處。

不會游泳的熟齡族群學習游泳需要耐心，習慣水、適應水需要花一些時間。即便是溫水游泳池，水溫一般都在攝氏25至28度，而人體表皮皮膚平均溫度約為30至32度間，當全身浸泡在攝氏30度以下的水溫中，體溫就會下降，一般人進入游泳池中常有冷得發抖的反應，因為水的傳導特性會把肌肉的熱帶走，所以顫抖是身體自然提高代謝率的防衛反應，這樣的寒冷刺激感讓血管強力收縮，可以鍛鍊皮膚和體溫調節機能，有長年游泳習慣的人比較不怕冷，也就是這個道理。

水療和游泳的不同，在於前者有醫師和物理治療師雙重的診斷與評估，針對病情和體能條件設計專屬運動強度，游泳則強調呼吸、姿勢、技巧、速度。**已經有痠痛或疾病的人需要恰如其分的運動，例如頸部椎間盤突出的人在蛙式的抬頭換氣的動作下壓力大增，退化性關節炎的人不適宜蹬牆，如果游錯了反而愈做愈糟糕。復健水療端看患者的條件，「少一點、輕一點、慢一點」，持續做效果就會出來。**

水療與泡湯、SPA

泡湯是一項極具紓壓效果的休閒娛樂活動，無論古今中外，都藉著溫泉作為治療的一項方法。受到日本的影響，臺灣人對於泡湯也非常熱愛，每到冬天，溫泉泡湯景點就人滿為患。

而坊間的SPA則再加入按摩、香療、精油、礦泥等，強調美容塑身，對於放鬆身心也有幫助；SPA業者多設有瀑布浴或水柱浴，藉由水流沖擊的壓力按摩，但如果出水量強、離出水口太近和沖擊時間過長，對於患有骨質疏鬆、骨刺、關節滑脫的人，反而容易造成傷害！**安全的水流要像是淋浴的力道，健康良好的人五到十分鐘就夠了，如果水溫高、水量強，最好不要超過三分鐘**，而眼睛、耳朵、頸部、腹部、腰部這些部位，都不適宜用水柱沖擊。

談到泡湯和SPA的運動效果或是治療效果，那就和醫療上的定義有差距了。復健科水療是主治痠痛、恢復身體機能的，與美容中心、健身中心、三溫暖的SPA是不同的，所以，可別再問醫生說：「可以來去SPA做水療嗎？」

Point.

如何享受SPA 水療和泡湯？

除了醫療性的水療有其注意事項外，想要擁有**健康安全**的SPA水療和泡湯，亦需僅守下列原則：

	SPA 水療和泡湯守則
1	生病（如感冒）、用藥、飲酒、熬夜、激烈運動後不宜泡湯。
2	年長、體弱者需結伴同行，不要單獨行動，量力而為、相互照應、注意安全。
3	水柱力道太強，固定持續沖擊一個部位時，容易造成傷害。
4	「主動參與」，除了被動享受 SPA 水療泡湯之外，請多利用水的特性作一些水中健身運動，有益健康。
5	多利用微溫（攝氏 26 至28 度）的泳池進行體適能游泳訓練，強化心肺耐力，有氧游泳才是可以燃燒脂肪減肥的水中運動。
6	多利用中溫（攝氏 33 至37 度）從事水中運動，肌力耐力訓練、塑身、伸展運動（拉筋）。
7	高溫水池（攝氏 40 度以上）絕對不是泡越久越好，特別是全身浸泡，三至五 分鐘即可，但是可以重複浸泡，有心臟血管疾病者一定要特別小心，因為高溫全身浸泡時，皮膚肌肉大量充血，心臟及腦部血流量反而減少，容易發生昏眩或中風。
8	離開高溫水池後，進入低溫水池（攝氏 10 度以下），因為溫度劇烈的變化，會使心臟血管系統承受強大的壓力，要特別的小心。
9	若有病痛，應先到醫院看診，讓醫師做出正確的診斷後，再進行有效的治療。
10	飯後泡湯可能消化不良，要休息三十分鐘至一小時。

第四章 開始做水療

許多熟齡患者事業有成、工作忙碌，會熱切地希望得到極快速的痊癒，然而，痠痛不是一天造成的，是經年累月破壞的結果，又怎麼可能在一朝一夕之間就回復？如果能改變自己的心態，明白生活真正追求的應該是健康，調整生活模式，好好逐步進行治療才是上策。

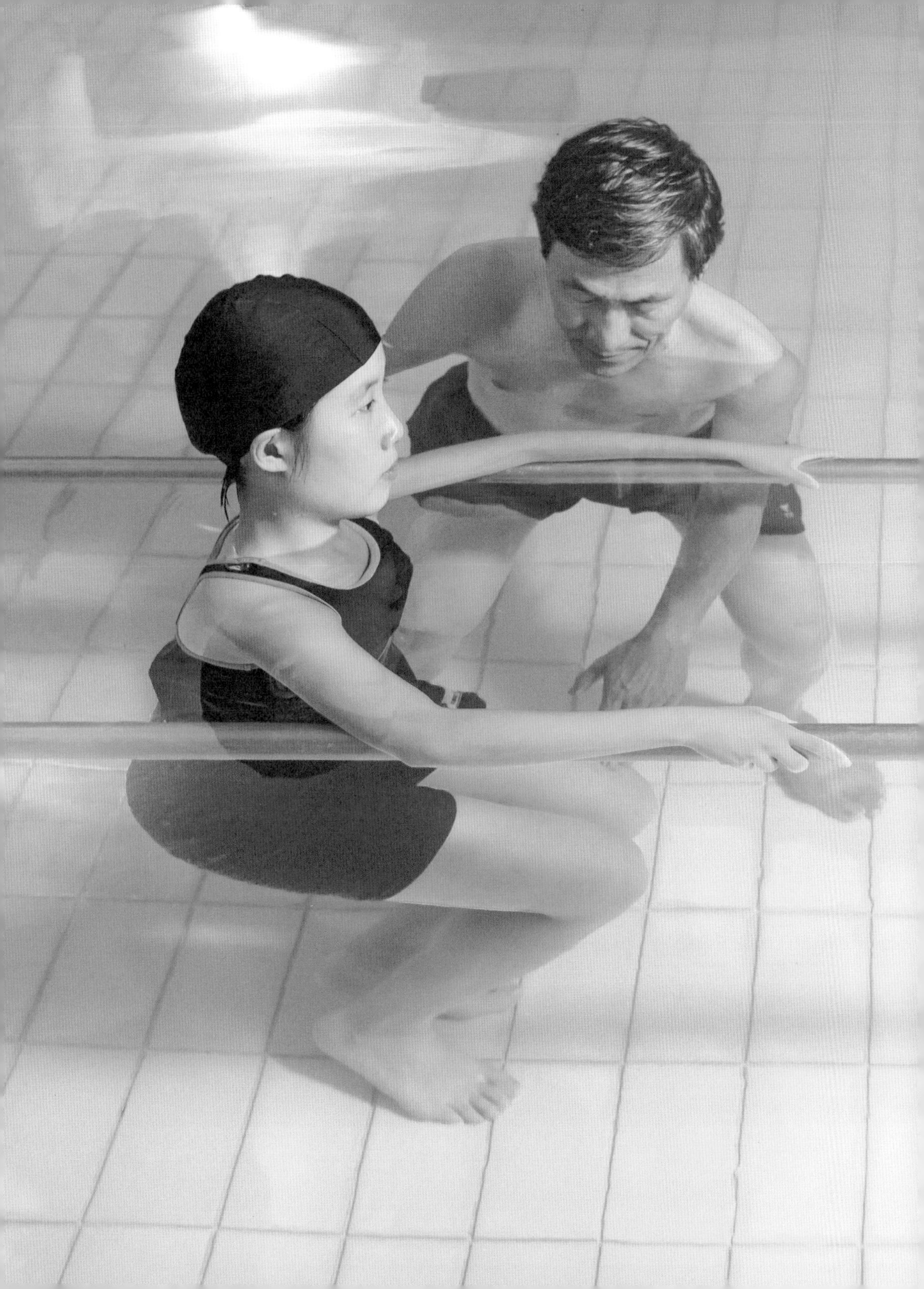

剛接觸水療，一定要從認識環境，建立正確入池的清潔禮儀和遵守須知，適應水性、練習水中走路開始。

不瞭解的人會想：「走路還需要學嗎？」其實，在水中走路和陸地上走路大不相同，一般人開始水療，光是在水中抬起大腿雙手撥水前進，都可能搖搖晃晃站立不穩。

水療是一種運動嗎？

胎兒在母親的肚子裡，完全浸在羊水內，嬰兒天生就會游泳，因為水有浮力，在無重力情況下，可以協助虛弱無力的肌肉做運動，練習一些在陸地上不能做到的動作，相形之下，這些困難的動作在水裡都變得輕而易舉了。水的壓力則直接提供胸腔及呼吸肌肉強大的壓力，所以對增強肺活量、改善呼吸有很大的幫助，而水越深、壓力越大的特性，再加上肌肉的活動後，對增進下肢血液、淋巴回流十分簡單而有效。而水的阻力，對肌肉做肌力訓練能增強肌肉的力量。

Point.

水療前後，你不得不知道的事……

■ 水療池的選擇和標準

1	首先要有無障礙的進出環境、防滑地板，以及可以讓患者坐下來穿脫鞋子的區域。
2	更衣室內要有長板凳，方便病患坐在椅子上更衣，沖水牆上則需裝有扶手，避免病患在移位當中滑倒。
3	行動不便或使用輪椅患者需要有轉位椅協助進出水療池，室內照明、通風良好，但室溫不宜太低。
4	浮板、泳圈、浮袖、浮條、沉水式訓練椅、水中雙槓、池邊扶手、大面鏡、呼吸管、蛙鞋等，都可以靈活運用，從協助病患熟悉水性、增進協調、平衡，到肢體控制訓練，都是十分必須和有效。
5	快速有效的急救及後援系統是很需要的，可以隨時處理緊急事件。

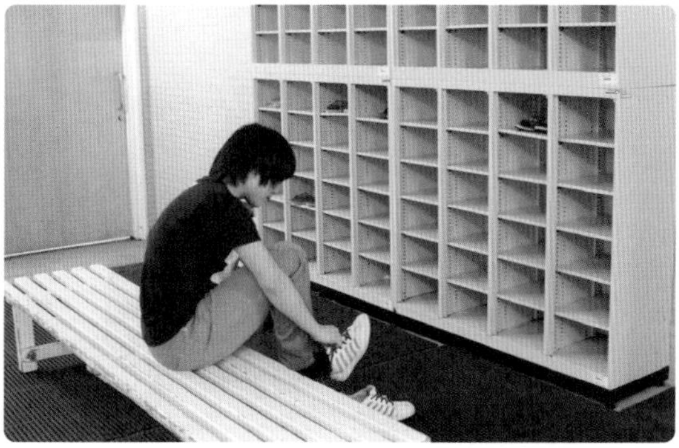

▶ 無障礙進出環境、防滑地板、可坐下穿脫鞋子的區域。

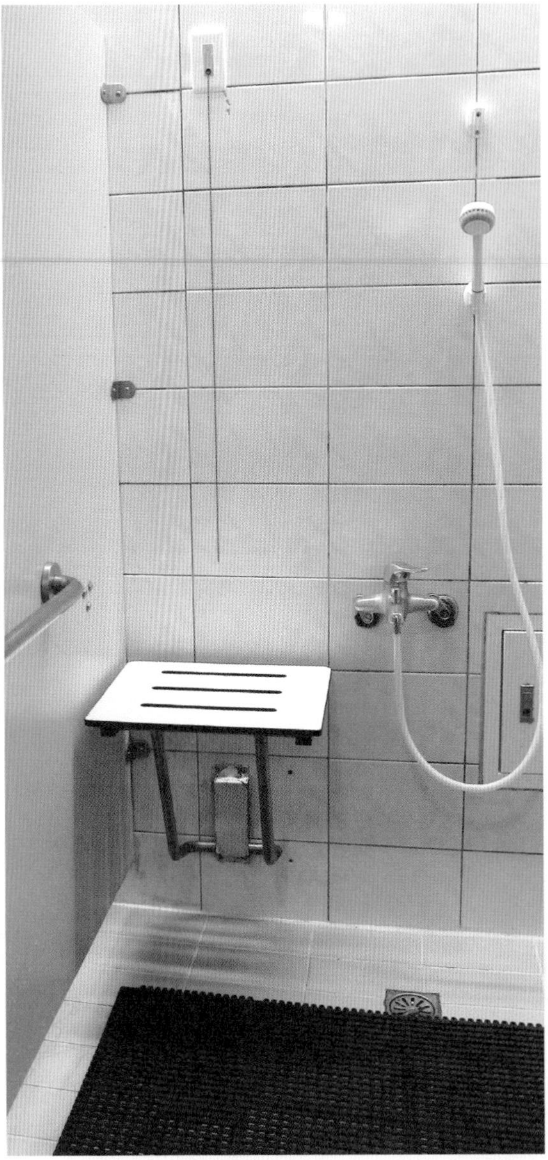

◀ 淋浴椅、有扶手的沖水牆以及止滑腳踏墊，避免病患在移位、淋浴當中滑倒。牆上裝有警鈴，方便發生意外時可以呼叫。

▼ 協助進出水療池的轉位椅，幫助行動不便或使用輪椅患者進出水療池。

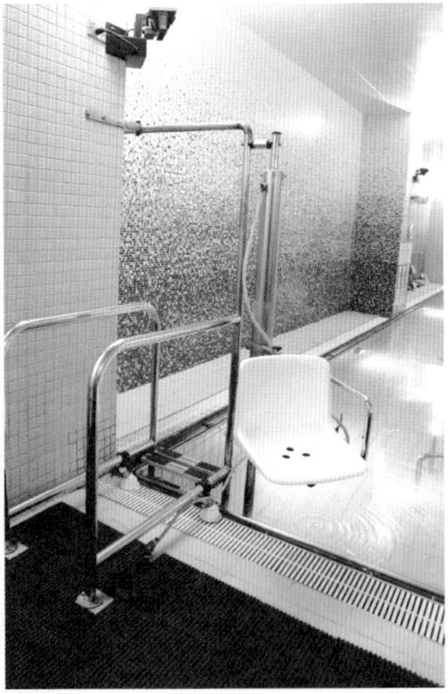

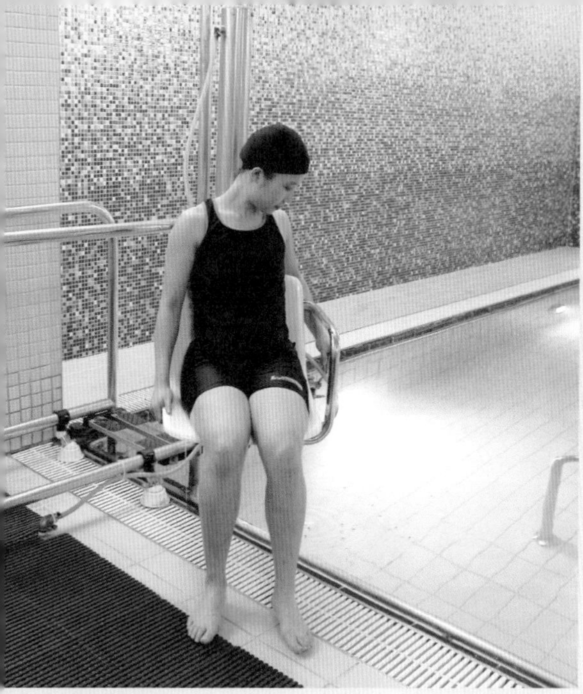

◀▼ 利用轉位椅進入水療池。

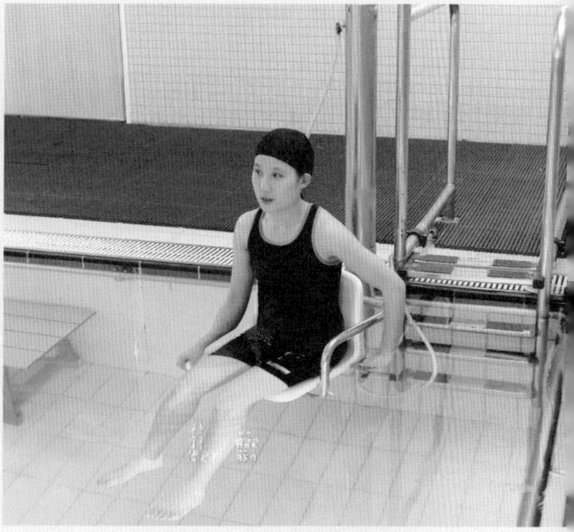

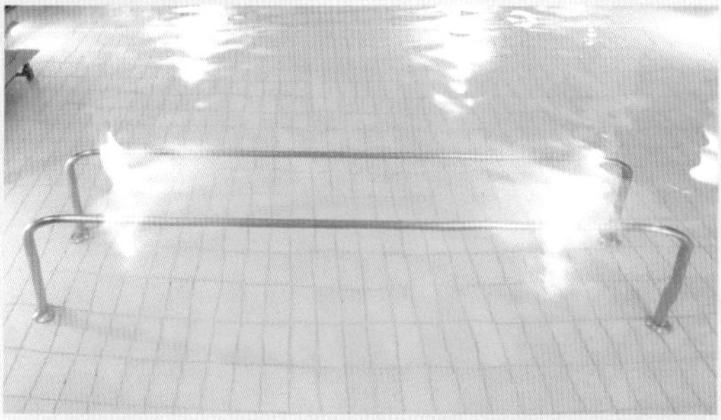

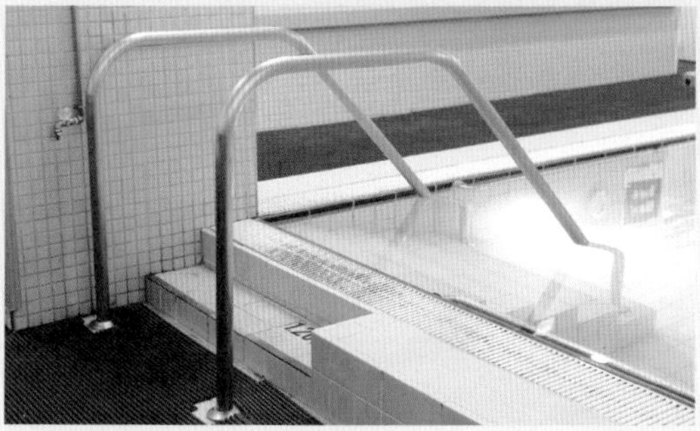

▲ 水中雙槓、池邊扶手。

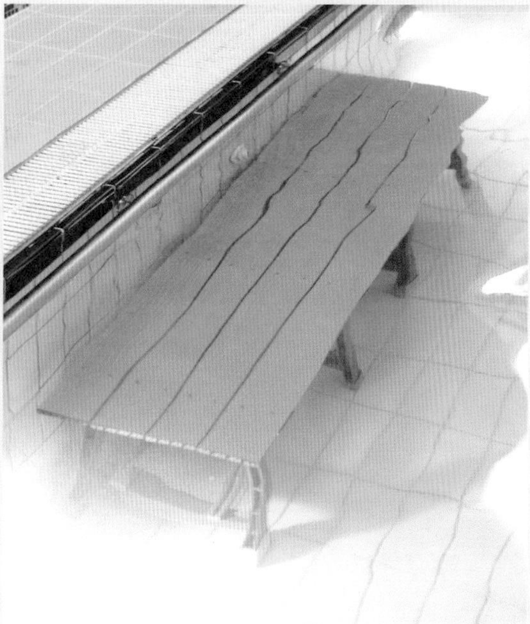

▲ 沉水式訓練椅。

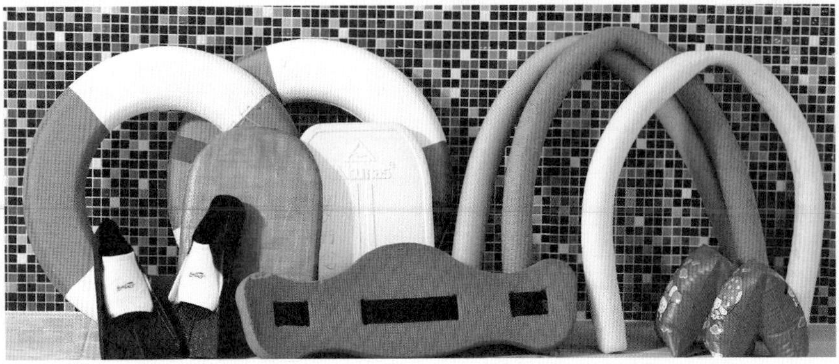

▲ 泳圈、蛙鞋、浮板、浮條、浮袖。

水質的管理

水療池的水質品質當然非常重要，除了電腦監控著溫度外，酸鹼值、餘氯含量、室溫、通風都在監測之內，24 小時持續循環過濾並經過臭氧殺菌，兩套過濾系統輪流使用，輪休的過濾系統要逆洗去除髒汙，酸鹼值維持在微酸的 6.8 到微鹼的 7.2 之間，餘氯含量在 0.5 至 1.5 P.P.M，每週並徹底清洗水療室環境以確保衛生。

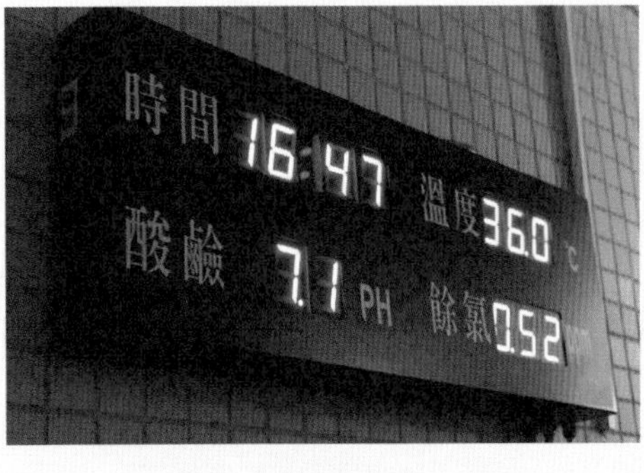
時間 16:47
溫度 36.0 ℃
酸鹼 7.1 PH
餘氯 0.52

▲ 電腦顯示溫度、酸鹼值、餘氯含量。

入池前的清潔與須知

1	從事水療或水中活動時，請穿著泳衣、務必戴泳帽。
2	下水前以及進出水池時，請沖洗身體，並且節約用水。
3	沖水以及進出水池時，慎防滑倒。
4	水療前請先上廁所。口水、鼻涕請吐在池邊排水溝中。
5	大小便失禁者，不可以下水。
6	水療中或水療前四十分鐘禁止飲食。
7	水療池邊禁止吃東西、喝飲料（白開水除外）。
8	感冒、發燒、眼疾、有傷口或皮膚病者，請醫療人員檢查後停止進行水療。
9	從事水療或水中活動時，請勿使用隱形眼鏡。

起身後要注意什麼？

1	水療後，勿過度沖洗刺激皮膚，特別應注意保暖避免受寒，保持身體各部位的乾燥（頭髮、四肢、指縫、指甲縫、耳朵）。
2	水療後，請補充水分（溫開水最好）及休息。

水中運動治療能鍛鍊全身的肌肉，就算是不會游泳的人都可以藉由水療得到幫助，在水療池中能均衡使用到各處肌肉，攝氏35至37度的水溫感覺溫暖又放鬆，加上水的浮力使得體重減輕，大幅減輕了下半身負擔，手腳、膝蓋、腰痛的人都可以自主式的運動，同時還舒緩了疼痛，所以水療實在是一項得天獨厚、十分特別又有效的運動治療。

專門性復健運動計畫－治療性游泳

在水療復健當中，有一項非常特殊的「**治療性游泳**」（Therapeutic Swimming）。大家都知道游泳是一項很好的運動，但是把游泳拿來當做治療，只有在物理治療的領域中出現，也就是按照各別的診斷、需求、進度，再把游泳的姿勢修改、調整後的一種泳姿，也是個人在水療領域鑽研了三十多年的實務應用。

在攝氏35至37度的中溫帶，水的熱效應有神經鎮定效果，又放鬆了肌肉、關節、韌帶，按照病人的診斷、疾病的特性、病人的需求，以游泳當做治療的手段來達到治療的效果，給予特殊游泳方式的指導，「治療性游泳」的物理治療師除了復健的專業、對疾病的了解之外，一定還要精通游泳和各式游泳動作分析，並且有能力找出病人的問題所在，然後給予特別的指導，在療程中還需要持續評估病人的狀態。在復健治療中，物理治療師和病患都要有一項很重要的觀念：「多不一定好，適當正確才重要」。

對於脊柱側彎、退化性膝關節炎、類風溼性關節炎、頸部肩膀症候群、腰部或頸部椎間盤突出、坐骨神經痛、腦性麻痺、小兒麻痺、肌肉萎縮症、小腦萎縮症、脊髓損傷、中風、先天性斜頸、僵直性脊椎炎與截肢患者，「治療性游泳」有治療的正面意義，協助患者減低疼痛及重建功能，達到復健目的，讓深受病痛之苦的失能朋友在水中自由自在的活動，真是一種無與倫比的享受。

治療性游泳，讓人動起來

治療性游泳可以說是國內在水療方面獨特的發展，按照病人疾病特性、復健的進度，針對問題設計個別指導的泳式。

教導游泳一般都從「閉氣」開始，然後學習「漂浮」，漂浮分為「仰漂」及「浮漂」，再由漂浮到站立。這些活動中包括了浮力、阻力、壓力、呼吸、協調平衡的認知和練習，最重要的一點是，透過這樣的過程，熟齡族群才能真正學會放鬆，優遊自在樂在其中，當你能在水中真的放鬆，治療就更加有效。

容易放鬆的病人一教就會，有些人比較緊張，則必須採取漸進式的教法。以閉氣而言，先強調雙腳站穩，雙手握住水療池邊的欄杆，把臉放進水裡，再漸進至雙腳離地、雙手伸直放鬆輕扶欄杆，身體平漂在水面。能夠漂浮之後，輕輕划水，身體就前進了。

仰漂時全身放鬆，深吸一口氣，閉住呼吸，平躺在水面。教導者要給病人良好的支持及信心，當身體可以漂浮在水面後，便引導病人以雙手輕輕划水，身體就能前進。等病人完全適應後，再把支持的手放掉。最後可教病人從浮漂、仰漂到恢復直立。而耳塞、泳鏡都是很好的輔具，可以在水中看得更清楚，也能減少中耳炎發生。但應在熟習水性後才給予使用。

Point.

水療輔具的運用

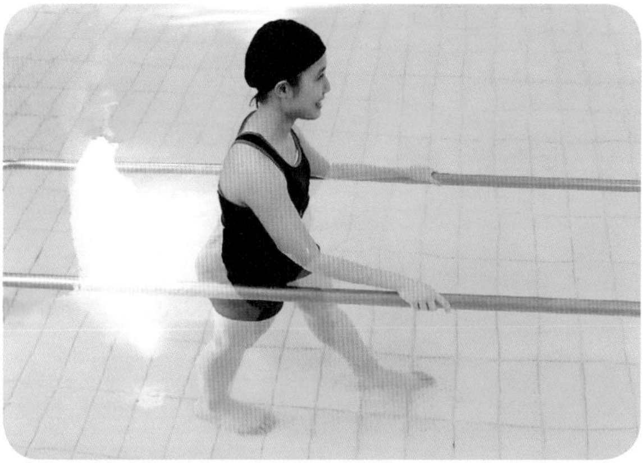

❶ 水中雙槓

▶ 水中雙槓可以幫助行動不便的患者自己在水中行走。

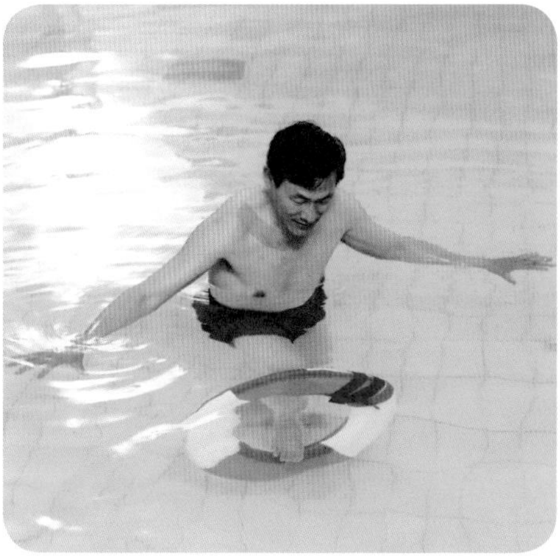

❷ 泳圈

◀ 泳圈除協助漂浮，也可以做運動輔具，例如在水中將泳圈踩到水底，可訓練腿肌和平衡感。

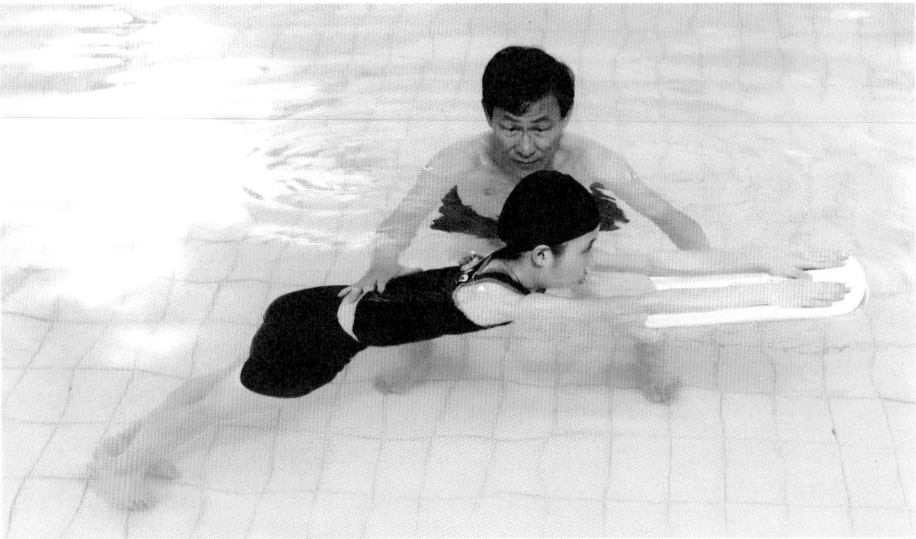

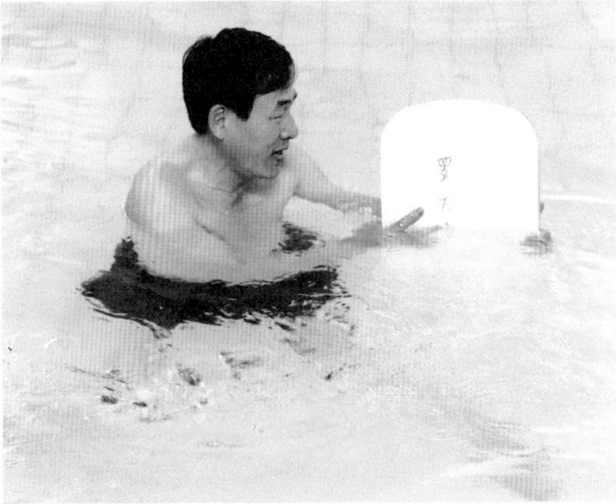

❸ 浮板

◀ 浮板是很好的游泳輔具，也可以做運動。如直立拿在水中左右180 度撥水，可強化上臂和腹肌。

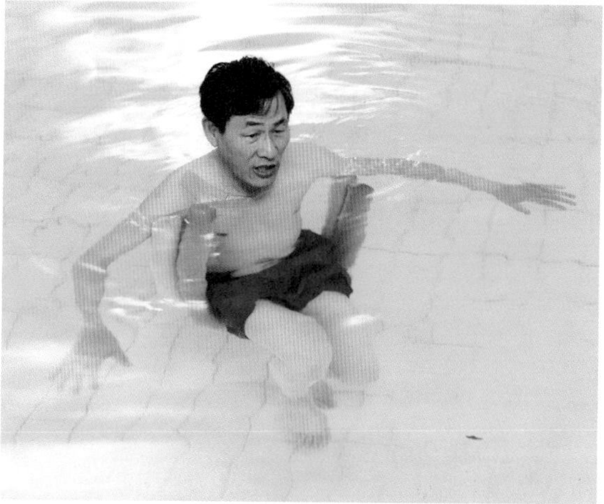

❹ 浮條

◀▼浮條也可以做較高難度的動作，如圖示的秋千，增添樂趣。

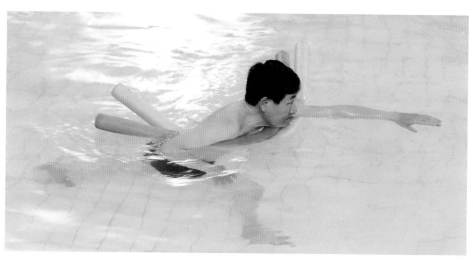

❺ 手臂浮袖

▼手臂浮袖讓不諳水性的大人、小朋友都可以放心的在水中活動。

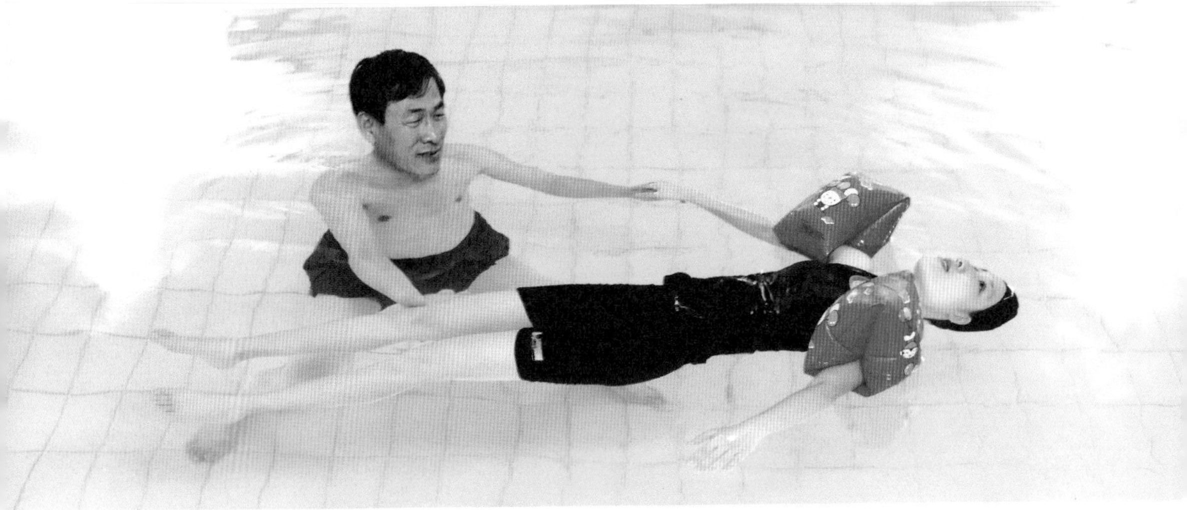

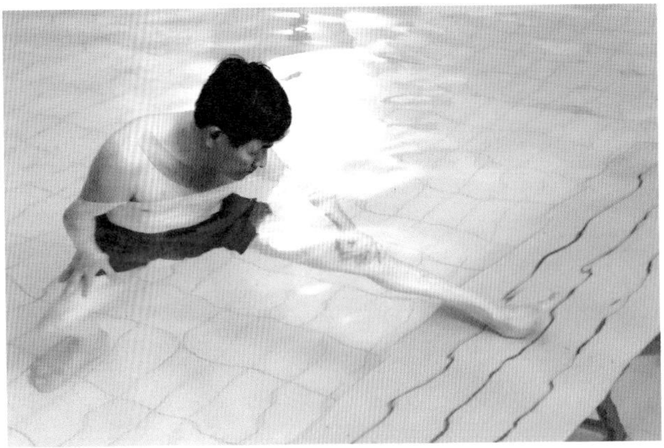

❻ 沉水式訓練椅

◀▶沉水式訓練椅有多種作用，除了可以在水中休息外，也可以拉筋、踩水，十分方便。

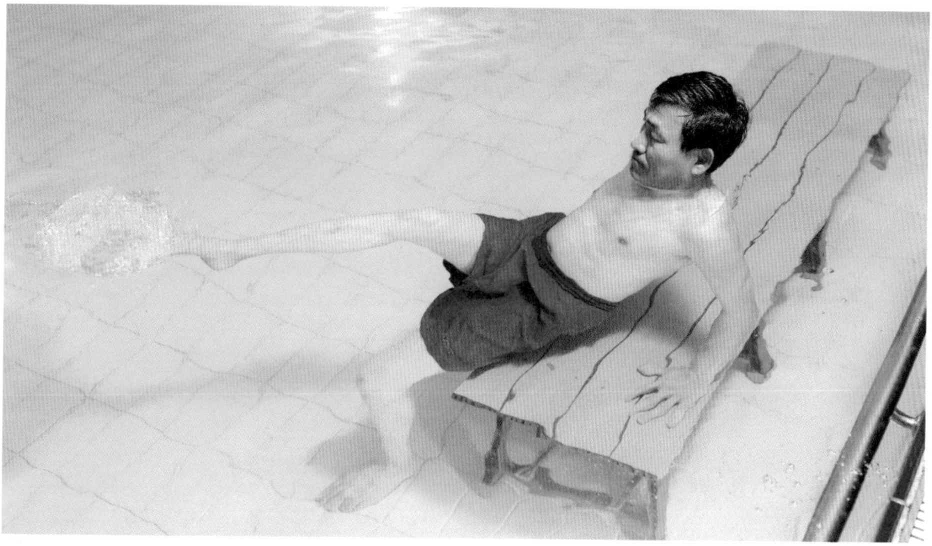

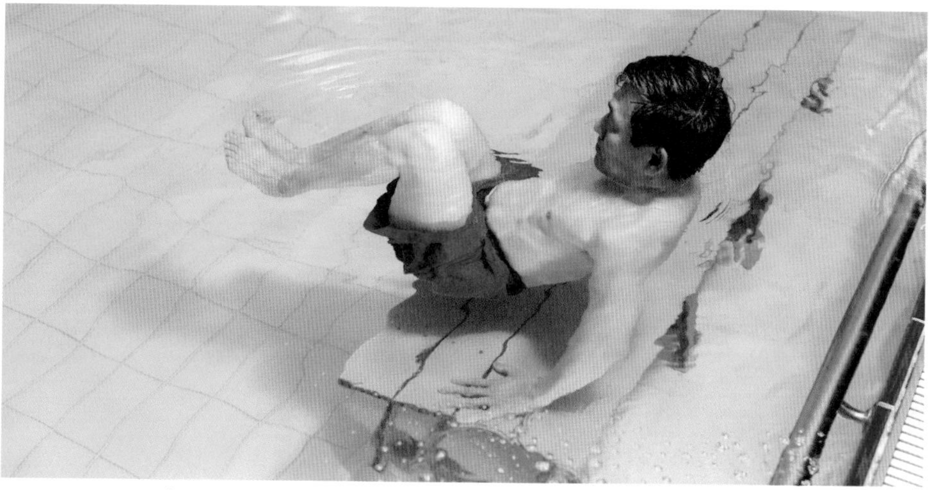

第五章
水療好處多，熟齡更適用

臺灣人口高齡化程度高居亞洲第二！
如果不運動持續過日子，很難避免「輪椅上的老年」。
沒時間運動，就做水療吧！

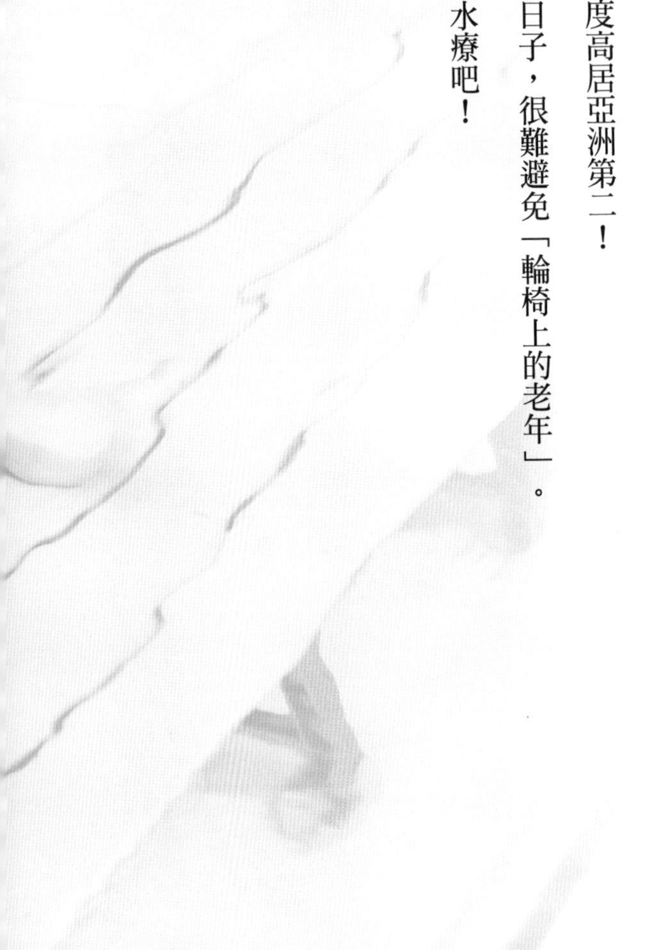

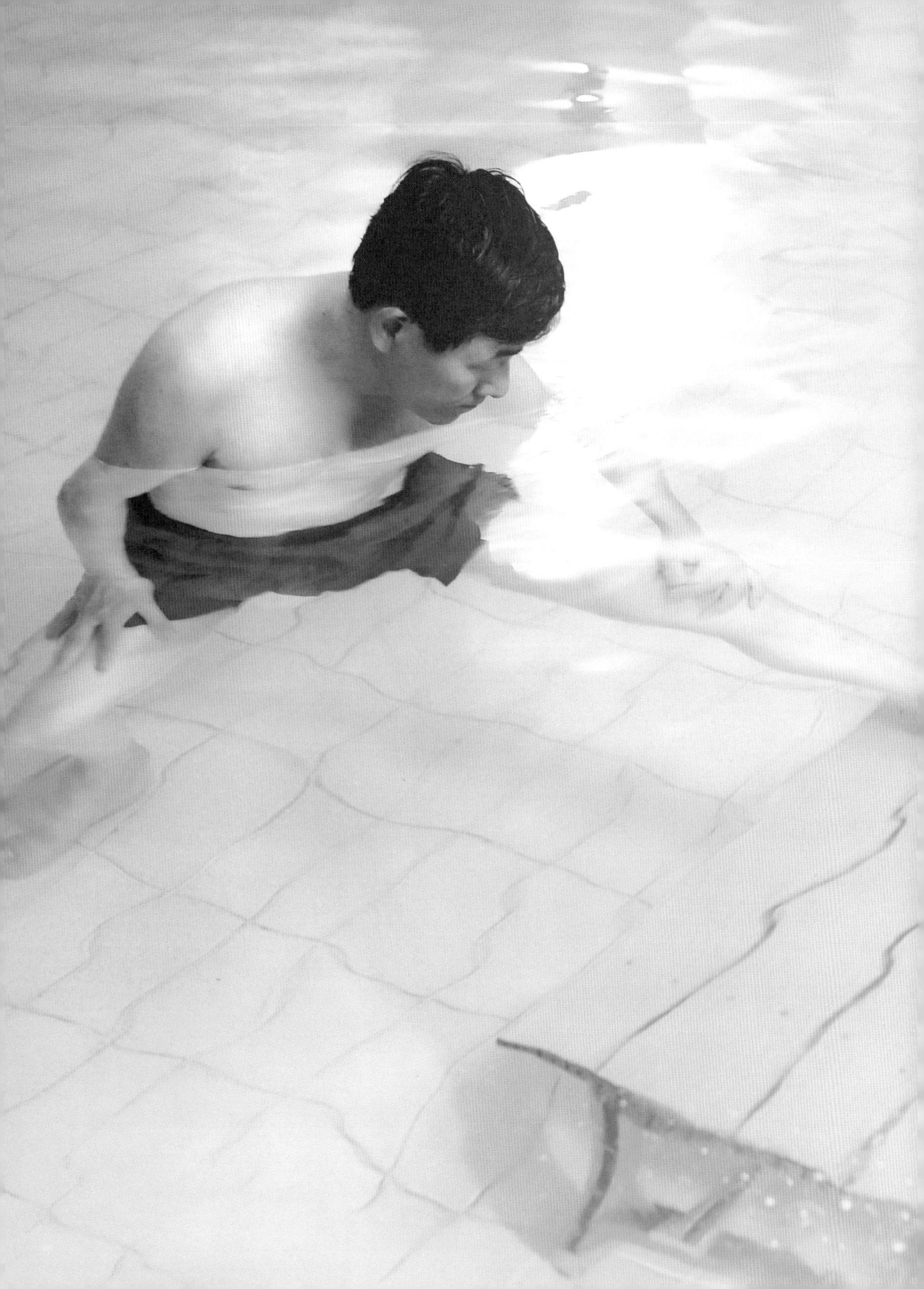

全球人口老化趨勢已不可擋，臺灣人口高齡化程度緊追日本，高居亞洲第二！

根據行政院經濟建設委員會推估資料，至民國一百一十四年即邁入超高齡社會，六十五歲以上老人將超過20%，對於五、六年級生而言，也許還沒有意識到面對這個嚴峻的問題，那就是：**你要怎麼樣的一個老年？**

老？什麼老？聽到老這個字會讓熟齡世代嗤之以鼻吧！你心裡想：「拜託，我還年輕好不好！」但是，不可否認的是隨著年齡增長，也察覺到體力大不如前了。

根據研究，五十歲的時候肌肉持久力只有二十歲的一半，現代人出入有車、夏天冷氣、冬天電熱器，上班時間長到沒有其他生活，不要說運動了，連動一動就也說「沒時間」，這樣的「靜態生活模式」導致熟齡族長時間坐著，再加上姿勢不良（伸著下巴、拱著背、凸個肚子），腰痛幾乎是熟齡族的通病，肩膀也不大好，膝蓋可能沒什麼力，腳踝扭過的傷好像始終沒有痊癒，還逃不過中年發福的命運！如果這樣持續過日子，很難避免「輪椅上的老年」。

對於「健康」的定義，世界衛生組織（WHO）這樣說：「Health is a state of complete physical, mental and social well-being and not merely the absence of disease or infirmity.」（**健康是在生理、心理和社會面都完全良好的狀態，不僅僅是沒有病或不虛弱而已。**）熟齡世代是臺灣社會的夾心餅乾，奉養父母卻不能指望下一代，到了民國一百一十四年，每五個人就有一個是老人，想要享有生活品質，現在就要讓自己的身體狀態維持良好體力，「沒時間」的熟齡族想要有一個改善健康狀態、安全不受傷的環境，體會並養成運動習慣，那就來做水療吧！

治療熟齡文明病非常有用

水療對於一般人常見的文明病非常有用，可惜只有極少數醫院投入設置水療，具備水療專業的物理治療師當然就更少。

以熟齡族群臨床常見的疾病為例，如肩頸痠痛、落枕、肌腱炎、五十肩、膏肓痛、椎間盤突出、坐骨神經疼、退化性關節炎、僵直性脊椎炎、風濕性關節炎、下背痛、脊椎側彎、媽媽手、板機指、腕隧道症候群、肌筋膜疼痛症候群、運動傷害、便祕，這套基本的水中復健運動都有效。

從頸部、肩膀、腹部、背部、大腿、小腿包括全身，透過水療，在一個小時內達到適合個人的運動量，也完成了痠痛復健。重點是它非常簡單有效，回家後利用看電視的空檔，起身做一做伸展操，效果更為明顯。

水療是一種非侵入式的緩和療法，基本運動做起來不難，但是也需要時間和配合。有位書法家的病友在領受了水療的益處後，特別揮毫如下的詩句：

「水療柔緩動，運動不要痛，
耐力加信心，日久見神功。」

人生熟齡才開始，水療的六種運動效能

從猿人演化成直立人，就註定了我們容易腰痛的宿命。

科技愈發達身體活動就愈少，肌肉也就愈衰弱，在長時間不動情況下，肌肉就會逐漸變硬，當肌肉疼痛或疲勞時摸起來硬梆梆的就是這道理。譬如久站、逛街過後，人在累的時候會下意識伸伸懶腰伸展一下，正好幫助僵硬的肌肉放鬆，肌肉若長期處在血液循環不良的狀態下會更加僵硬，惡性循環自然導致腰痠背痛。

脊椎在體內，其實是像是積木一樣堆疊起來的，一塊塊脊椎中間是椎間盤，在胸腔有一對對肋骨幫忙，但在腹腔部分的腰椎，就需要「核心肌群」（腹直肌、腹斜肌、脊柱伸肌、斜方肌、闊背肌）發揮像束腹般的功能，以保持人體軀幹中心穩定的力量。所以，當腰椎遇上肌肉品質不良、姿勢不良、啤酒肚、小腹婆，那就像用一枝竹竿挑著一個裝滿水的水桶，你說累不累？

腹部肌肉不好的人，背部肌肉就不好，同時虛弱的肌肉也無法支撐下盤保護膝關節，所以動一動就拉傷、閃到腰。

水療除了可以有效提升體能外，還有鬆弛身心壓力的功能。

提升柔軟度

「柔軟度」就像風中的竹子，竹子柔韌地擺動，化解了風力破壞，柔軟度對人的重要性，除了提供各部位可活動的最大範圍外，還保護了關節、肌肉、韌帶不容易受傷。日常中像是彎腰、轉身、穿鞋襪這些平常不過的動作，都是柔軟度的表現，柔軟度好，肢體彎曲、伸展、扭轉等動作才能輕鬆自如；柔軟度不好，走路時跌倒的機率也會增加。

關節若沒有經常活動容易硬化，也影響了韌帶筋膜。**提升柔軟度要做伸展運動，就是俗稱的「拉筋」，恢復肌肉的彈性和關節韌帶的活動度**，在陸地上拉筋，很多人會覺得緊繃甚至疼痛，水療則不

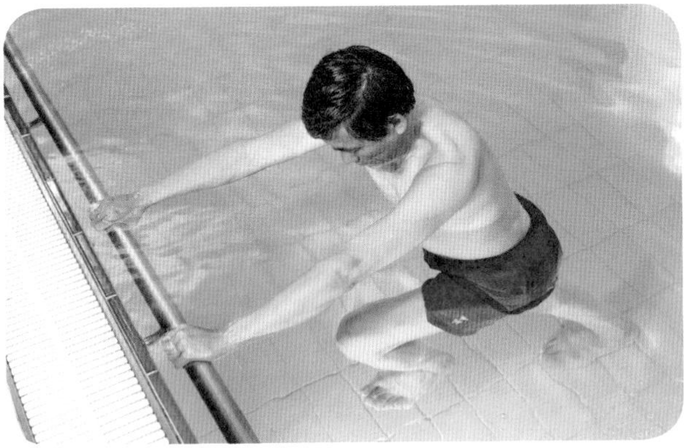

▶ 高於人體溫度之水溫能讓肌肉關節韌帶自然鬆軟，所以在水中拉筋較陸地上輕鬆且不痛。

會，一方面是全身浸泡在中溫帶水溫下，肌肉關節韌帶自然鬆軟，再做伸展比較不痛，效果就好。

強化肌力

肌力好與壞的差別就像「肉雞」和「放山雞」。肌力好本錢就好，同樣年紀、性別的人，甲可以舉五十公斤，乙只能舉二十公斤，不用問也知道甲比較耐操。肌肉多脂肪少，燃燒的卡路里會增加，就比較不會肥胖，動作也比較敏捷。

水療病人中常有肌力不佳受傷的女性，問到怎麼受傷的?答案往往是：炒菜、買菜、拿包包，突然之間就痛得受不了。

肌肉一次收縮所產生的最大力量稱作肌力，肌力訓練也就是一般人熟知的重量訓練。美國運動醫學學會（ACSM）建議強化肌力的方式，是藉由較大重量反覆動作六至八次，讓肌肉收縮長度改變（等張運動 Isotonic exercise），啞鈴就是常見的訓練工具。

水療則不用真的舉啞鈴，因水的浮力能誘發動作，動作的快慢就可以控制阻力，水的黏滯性完全貼合肌膚，提供全面保護和支持，為了保持身體穩定，同時還能訓練核心肌群，**光是在水中走路就能強化腹肌，達到了治療痠痛及運動還不辛苦的效果，安全又容易，是不是很棒？**

增加耐力

耐力是心肺功能的加總，大塊的肌肉持續用力的時間或反覆的次數表現。肌力、耐力不佳，使用健保卡的機率就增加！

訓練肌力需要強度高、動作次數較少，強化耐力則強度低、動作次數多，要達到瘦身效果，唯一有效的就是「耐力運動」。

試問誰的耐力好？馬拉松選手可沒有胖的，每一個都是瘦瘦的，但是一跑可是四十二公里，因為體內脂肪燃燒需要靠大量攝取氧，一邊運動一邊呼吸，肌肉才能將脂肪當做運動的熱量來源。短時間的劇烈運動靠的是糖分的熱量，但從**開始運動到燃燒脂肪則至少要二十分鐘**，馬拉松就是一項有氧運動。

對於沒有運動習慣的人而言，跑個十五分鐘就累斃了，但是水療光是

Point.

運動強度怎知道？作個REP 檢測

陸地上從事運動要達到燃燒脂肪的程度，需要一定的負荷，一般心跳需達到最大心跳數 (220 －年齡) 的 60% 以上，每個人的體能不同，身體條件也不同，同樣跑步十五分鐘，你我的感受的身體負荷不盡相同，身體條件不好的人還沒燃燒到脂肪就不想動了，那裡還測心跳咧。

好在瑞典心理學家柏格（Gunnar Borg）提出一種測量個人感受運動程度的量表，稱為「柏格自覺吃力度量表」（Borg Rating of Perceived Exertion），醫界及運動生理學界廣泛用來與患者做為溝通的工具，讓個人用主觀的吃力程度，以 1 到 10 表達自身感受，讓醫生或治療師掌握最適切的狀況並給予回饋或處置，水療對於病患多屬於「輕鬆」或「很輕鬆」的程度。

■ 柏格自覺吃力度量表（REP）

	REP 指數	吃力程度描述
弱	1	很輕鬆
	2	輕鬆
強	3	中等
	4	稍強、有一點吃力
	5	強
	6	有點強
	7	很強
	8	相當強
	9	非常強
	10	極度強烈、吃力到了極點

在水中走路就能燃燒脂肪，水的阻力遠高於空氣，又不會對膝蓋關節造成巨大壓力，因為水的浮力讓體重大幅降低，而且可以依照自己的速度輕鬆進行。走半個小時也不累，就能充分達到有氧的目的。

提高心肺功能

心臟每跳動一次由心室向動脈擠壓出約七十C.C.的血液，每分鐘約有五千C.C.血液循環全身。心肺功能的差異在於吸入氧氣和排出二氧化碳的多寡，爬樓梯就氣喘吁吁、跑一跑心臟就像要跳出來的人，心肺功能自然不好，對於生活、環境、工作、疾病根本沒有體力應付！

鍛鍊心肺功能最好的就是有氧運動，例如：快走、慢跑、有氧舞蹈，這些陸地上的運動還必須搭配「三三三運動」原則，每週有氧運動三天、每次至少三十分鐘、每次運動心跳率至少每一分鐘達一百三十次，對於不運動又痠痛的人，這……太難了吧！而且突然的運動不但沒達到效果，也容易過於疲累反而傷身。

在陸地上從事運動要時時刻刻抵抗重力，扭轉伸屈施力不當容易產生運動傷害，但水的浮力和阻力可以降低衝擊力道，較沒有這方面的顧慮。水療運動不用氣喘如牛就能鍛鍊心肺提高功能，當人進入水中，水壓首先就會擠壓胸廓，肺部會覺得緊緊的不好呼吸，此時身體自動會從胸式呼吸（呼吸時胸部鼓起）轉成腹式呼吸（呼吸時腹部鼓起），吸的氧氣又深又長，肺部的容積變大換氣增加，**是最輕鬆的有氧運動**。

充分的氧進入體內，同時提高了肺活量、大腦含氧量，阻力則提供了足夠運動強度。

加強協調平衡能力

因為水的浮力、溫度，水療運動做起來很舒服，但是要在水中保持平衡就沒有那麼容易了，水會流動搖晃導致重心不穩，在水中做各項動作，身體四肢的阻力不同，水的刺激不僅訓練協調平衡能力、強化腳上的肌肉，還有腳趾的「抓地力」。

長時間穿鞋的上班族，腳底的肌肉很少被訓練，但進行水療時，則能充分運動到腳掌肌肉。

另外，由於重力影響，站立時血液都滯留在下半身，所以站久了會腳脹。長時間站立工作的人易罹患靜脈曲張，所以才會說「腳是人的第二個心臟」！**腳有力，血液回流好，心臟就省力，拜水的浮力之賜，不用心跳到每分鐘一百三十下血液循環就很順暢了，肌肉放鬆，痠痛就好了。**

鬆弛身心壓力

工商業社會生活步調快、競爭激烈，每個人壓力都大的不得了。年齡增長，活動量變小、活力降低，焦躁、憂鬱更是社會普遍集體現像，這樣不健康的環境導致慢性疲勞、腰痠背痛、腸胃病、高血壓、心臟病。

用美食來紓壓，將使得熟齡族群更容易肥胖，最後再用節食、藥物等激烈手段來減肥，傷了荷包又傷身，實在划不來！運動產生的腦內啡（endorphin）能讓人快樂、自然High，這種自體分泌的天然嗎啡物質能助人擺脫壓力，不運動的人無從體驗這種發自體內的愉悅。

在水中的無重力狀態下，人很容易放鬆，有助自律神經保持平衡，阻力關係即便是看似和緩的運動，對身體產生的運動效果卻遠比陸地上大。

很多病人做了水療後最明顯的效果便是，晚上回家比較好睡，睡眠好，身心壓力就小。

第六章
一定要會的水療基本動作

動作示範：武而謨、陳佩雯

專業的水療或許原本是為了肢體殘障、燒燙傷者設計，但對一般人常見的文明病，如肩頸痠痛、落枕、五十肩、媽媽手、板機指等都很有效。

設計這一套基本運動，原則是簡單易學，適合所有對象，不了解水療的人，往往會頻頻問：「這樣就夠了嗎？」「這樣做就會有效嗎？」「老師，可以再多教一些嗎？」

其實，放鬆心情不操之過急，是進入水療的第一步。

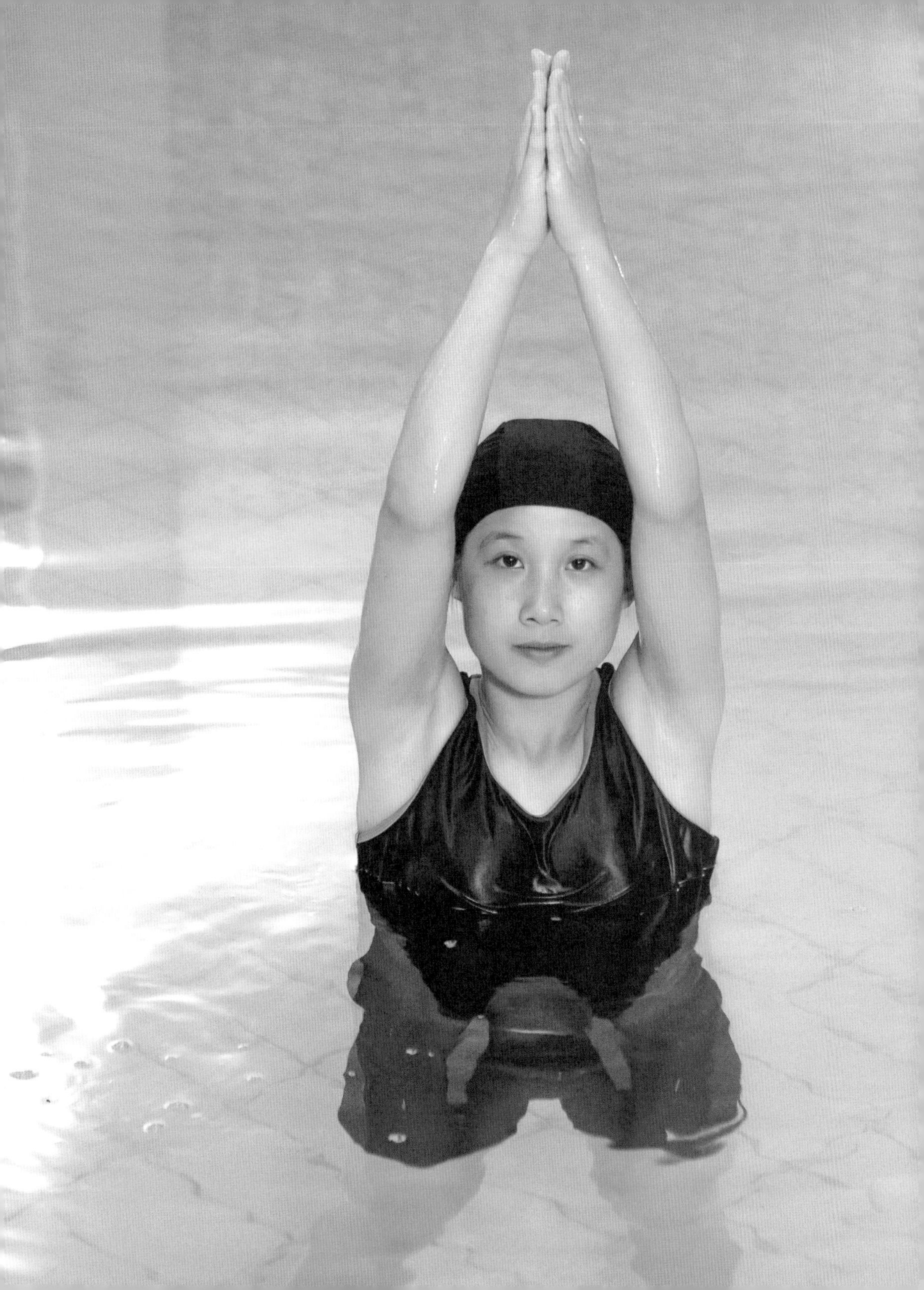

水療復健運動一大特點是以「不痛」為原則，依個人條件量力而為，採用團體運動個別指導，由物理治療師在水中，而非池邊示範，帶領大家一起運動，同時一一解說每個動作的目的和意義，修正動作，配合呼吸，做不到的動作也不勉強。在帶動作時我會告訴病人：「這就是你的動作。」將最有幫助的復健運動灌輸進去，並請大家面帶微笑一起做，因為「喜樂的心乃是良藥」。

設計這一套基本運動，原則是簡單易學，適合所有對象，不了解水療的人，往往會頻頻問：「這樣就夠了嗎？」「這樣做就會有效嗎？」「老師，可以再多教一些嗎？」

其實，放鬆心情不操之過急，是進入水療的第一步。接受「多不一定好、正確才重要」的首要觀念，復健要以「緩和不痛」為原則，才對病情有幫助，提升各方面體能後才能恢復身體機能。

以水中走路運動來說，在水中走路，全身均衡承受水的壓力、阻力和浮力穩定前進，尤其平常不運動的人做完水中走路後，就會發現運動量並不小，學會基本運動回家也要練習復健，效果會更好。

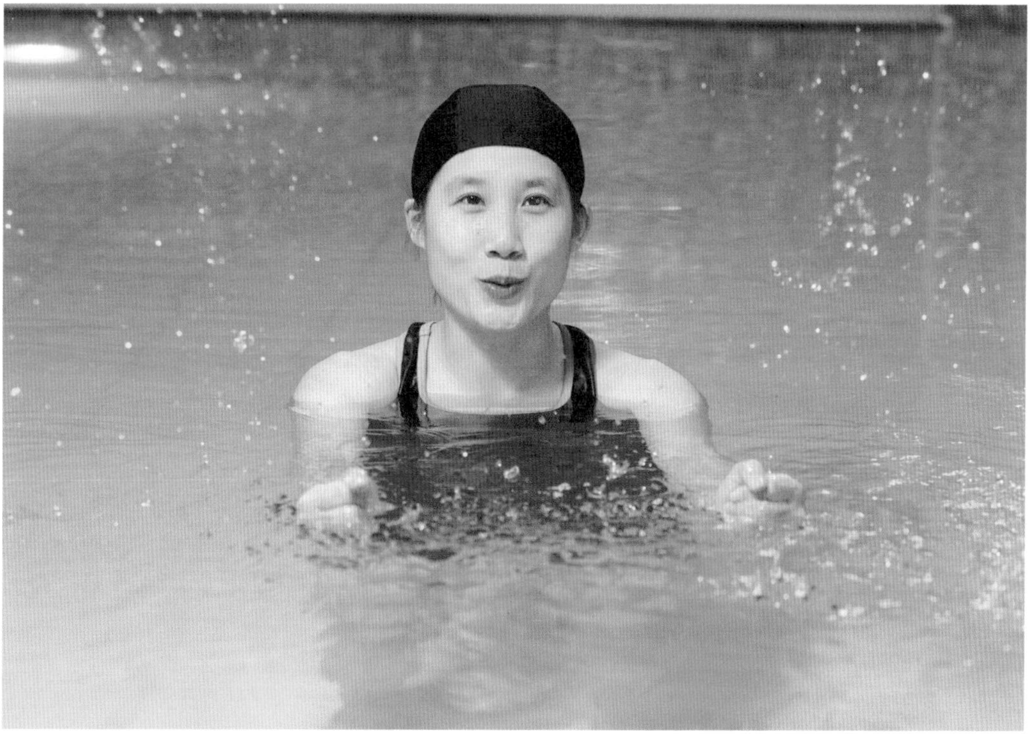

▲ 水中的運動量不小，若能面帶微笑進行各項動作，效果更好。

1 基本動作

水中走路運動

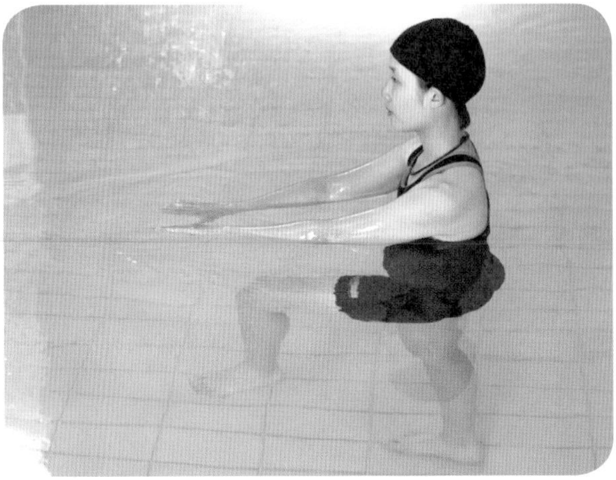

❶ 雙臂舉起到達肩膀高度，同時抬高左大腿向前走。

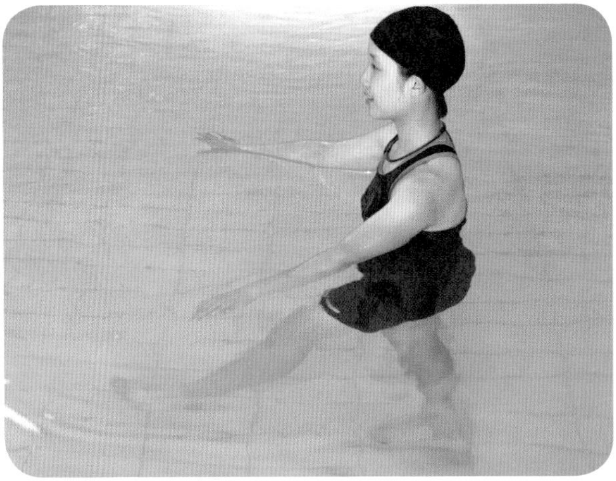

❷ 腳跟先著地，雙手向兩側撥水自側面放下。走路時要收小腹，提肛、縮臀。

功效

強化雙腿與腹肌肌力，活動肩關節及上背部肌力，訓練協調平衡熟悉水性。

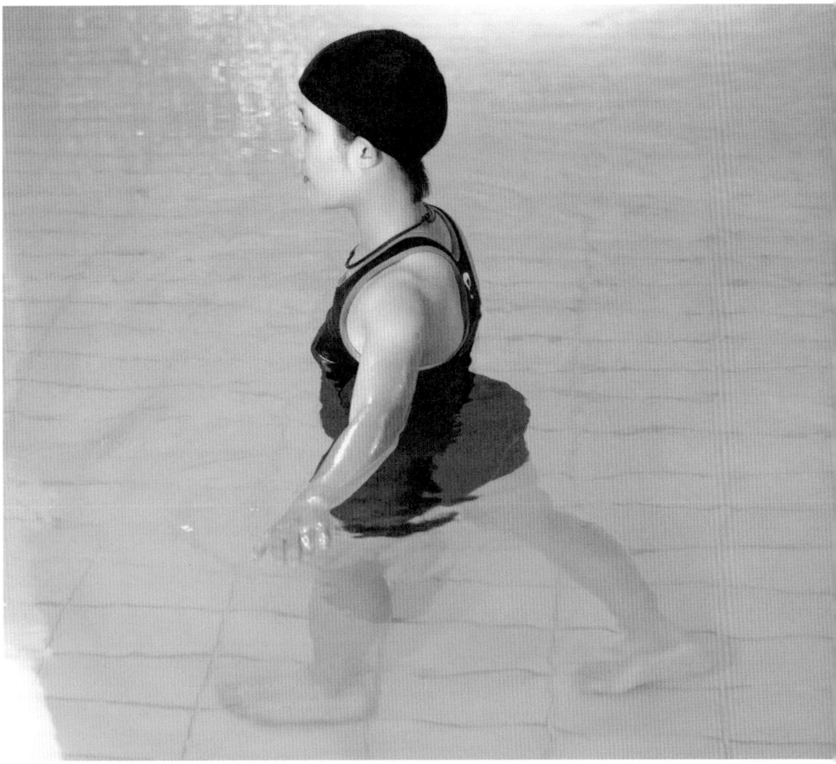

❸ 重複雙臂舉起雙手撥水動作，換抬起另一腳前進。也可倒退走，訓練背肌。

2 基本動作

肩膀後側伸展運動

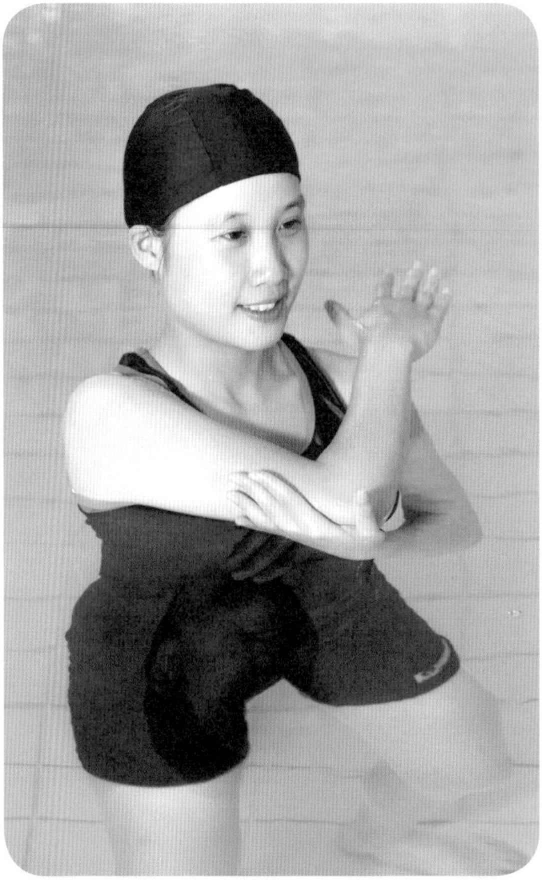

❶ 左手扶住右手的手肘往左肩拉，停留 10 秒，雙腳與肩同寬，膝蓋微蹲保持平衡。

功效▼ 增加肩關節後側的柔軟度，紓解肩關節及上背部的緊縮及僵硬。

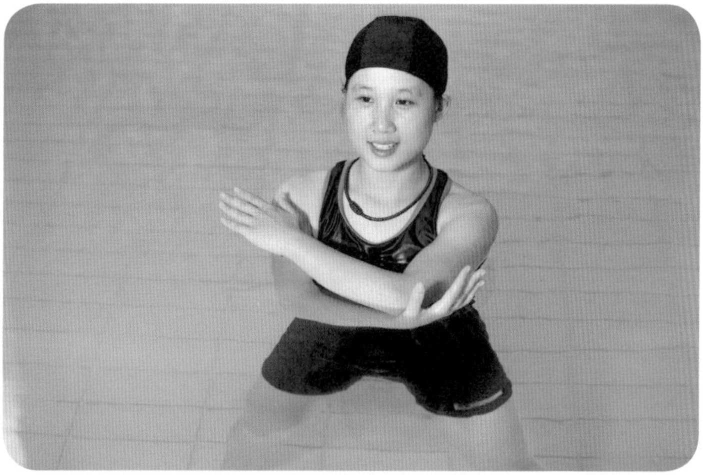

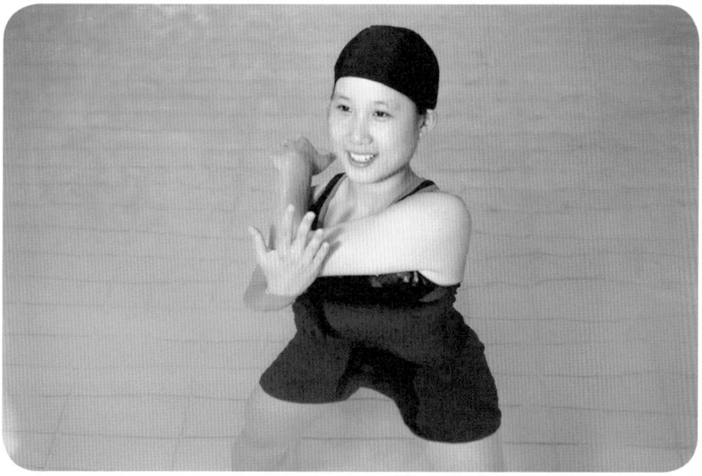

❷ 換邊，右手扶住左手的手肘往右肩拉，停留 10 秒。兩邊交替伸展，一邊各做 10 次，別忘了保持提肛縮腹。

3 基本動作

抱水運動

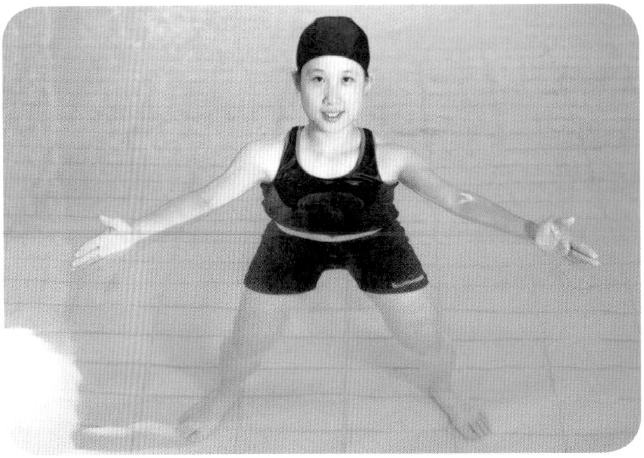

❶ 抬頭挺胸吸氣，接著雙臂撥水向兩側打開，雙腳與肩同寬，膝蓋微蹲保持平衡。

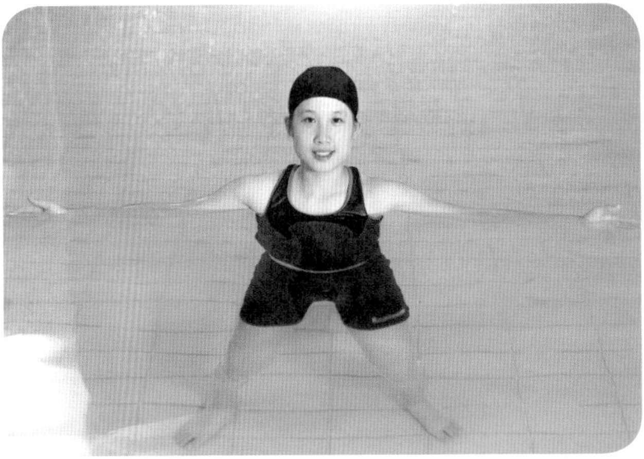

❷ 打開至與肩齊時，手掌向外指尖向上翻手。

功效

擴胸同時伸展肩膀、頸部及上背部的關節和肌肉，鍛鍊心肺功能。

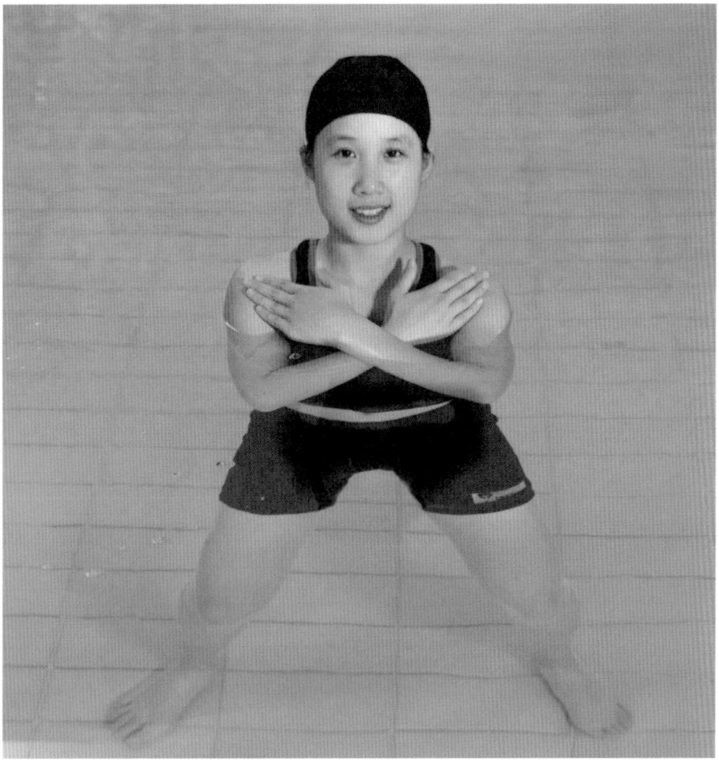

❸ 接著雙手抱胸，同時慢慢吐氣，依照自己的能力調整揮臂速度，反覆動作 10 次。

4 基本動作

肩膀及兩側伸展運動

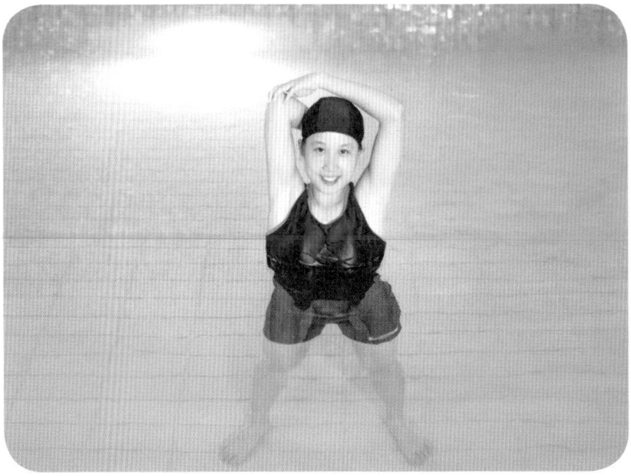

❶ 雙腳打開與肩同寬，抬起右手過頭，曲肘放在頭的後面。

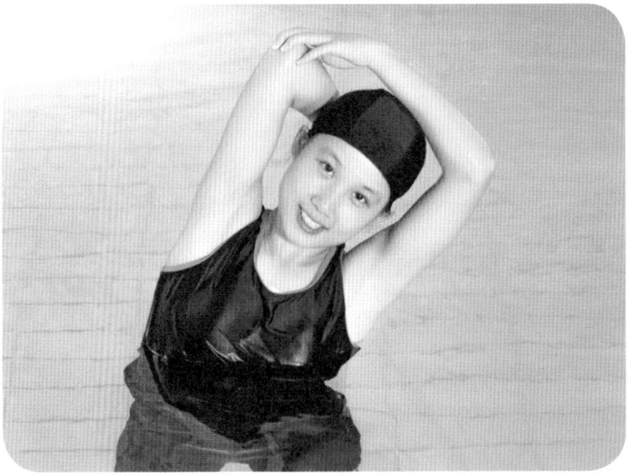

❷ 左手由上方扶住右手的手肘往左肩拉。側身彎腰向左，伸展側邊與肩部肌肉，保持姿勢同時吸氣。

功效

伸展鮮少活動的身軀兩側肌肉，手臂至腰部兩側以及頸椎、胸椎至腰椎同時運動，擴大肩關節活動度。

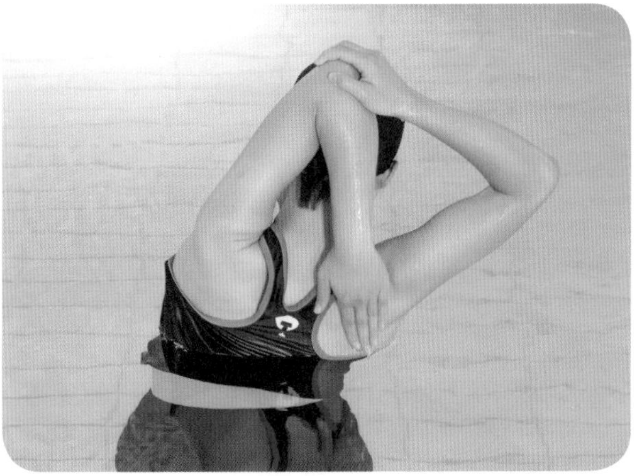

❸ 吸氣時，感覺胳肢窩下方胸腔吸飽空氣，吐氣放鬆，身體側彎更多，停留 10 秒。

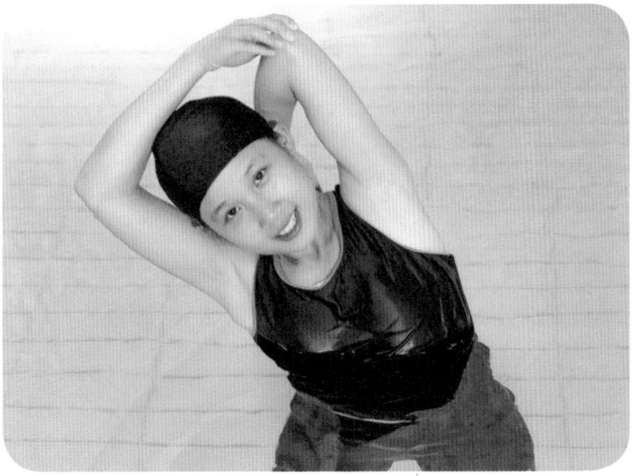

❹ 右手完全放下後換左手做。一邊各做 10 次。

5 基本動作

前後划水運動

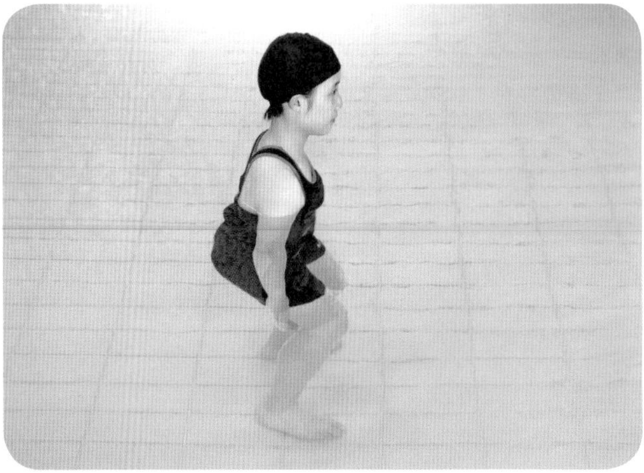

❶ 雙腳與肩同寬，屈膝站立水中，維持平衡。

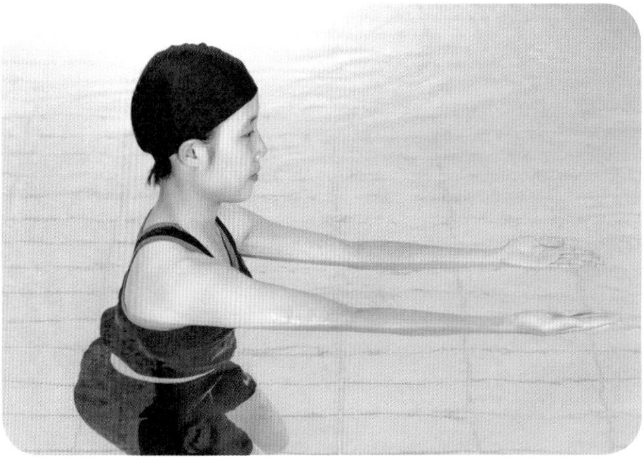

❷ 雙手由下抬起揮動向前與肩同高，五指併攏，掌心向上。

功效

▼

強化核心肌群、訓練下肢穩定度，鬆軟肩關節前後活動度。

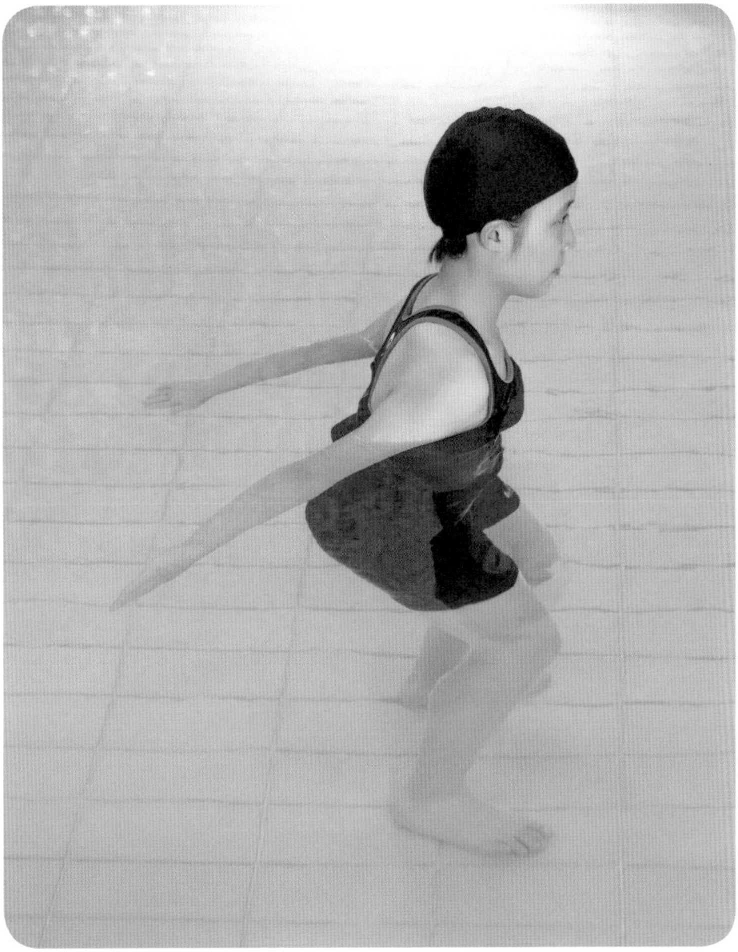

❸ 翻手撥水施力向後，同時起立，反覆動作 10 次。速度依自己能力調整，保持提肛縮腹。

6 基本動作

脊椎伸展運動

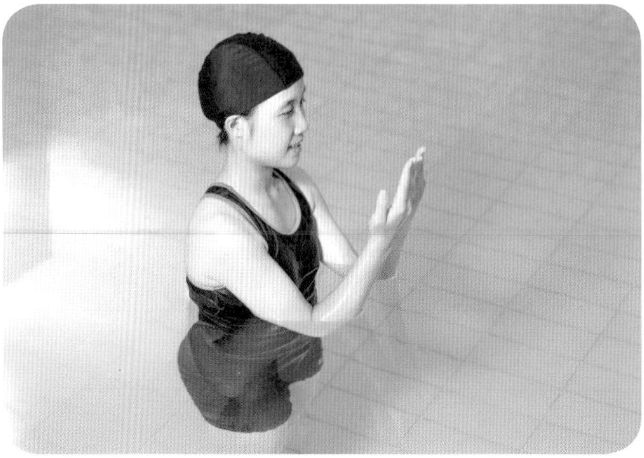

❶ 雙手曲肘舉起於眼睛處，一面吸氣一面向上伸展。

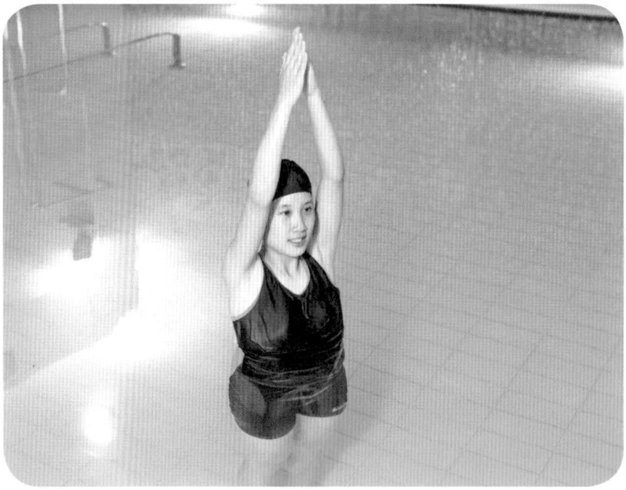

❷ 隨著手部動作頭看上面，想像自己往上延伸，吸飽空氣。

功效

伸展脊椎，擴展胸腔，轉動肩關節。

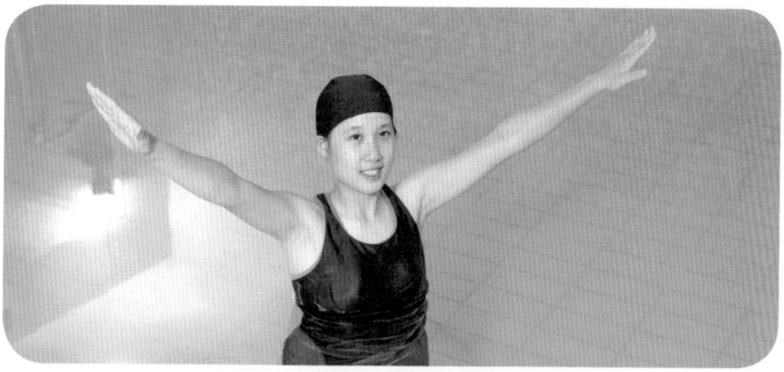

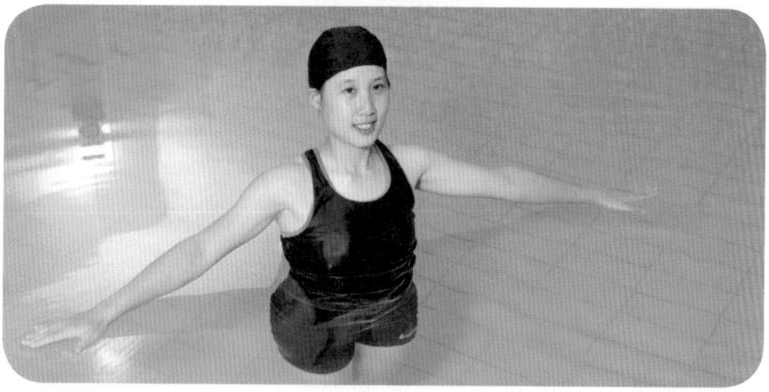

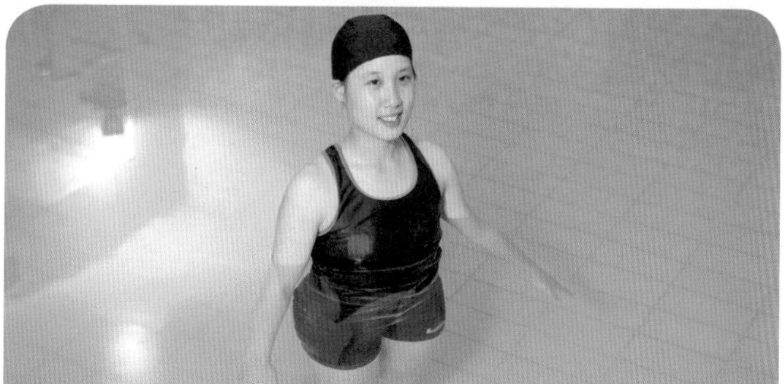

❸ 一邊吐氣，同時雙手向外打開完全放下。重複動作 10 次。

7 基本動作

定點站立游泳運動

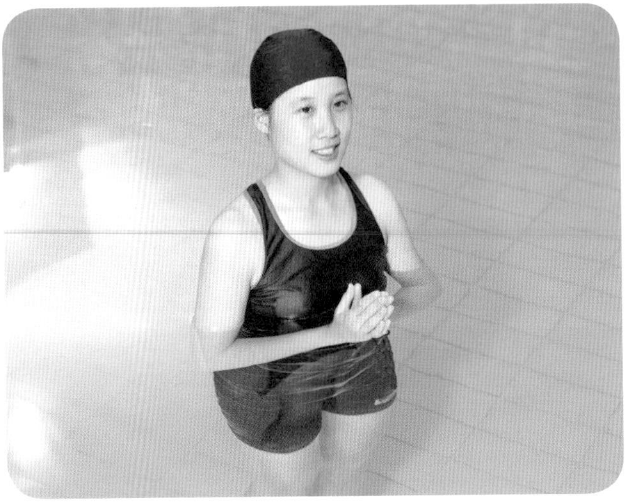

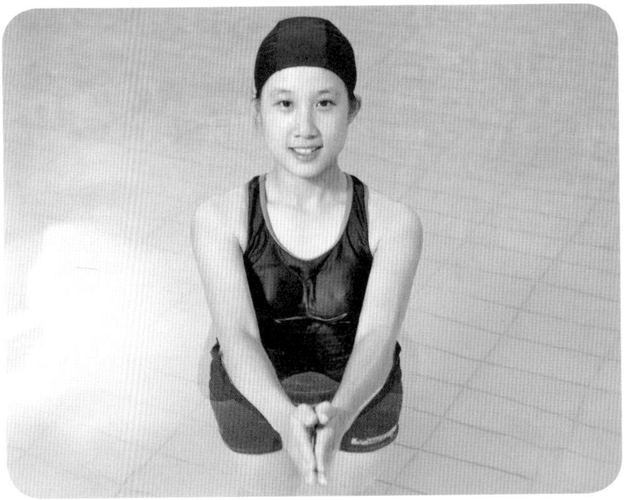

❶ 雙手由胸前向外劃大圈擴胸，注意提肛縮臀。

功效

▼

訓練胸大肌、闊背肌、斜方肌、三角肌肌力。

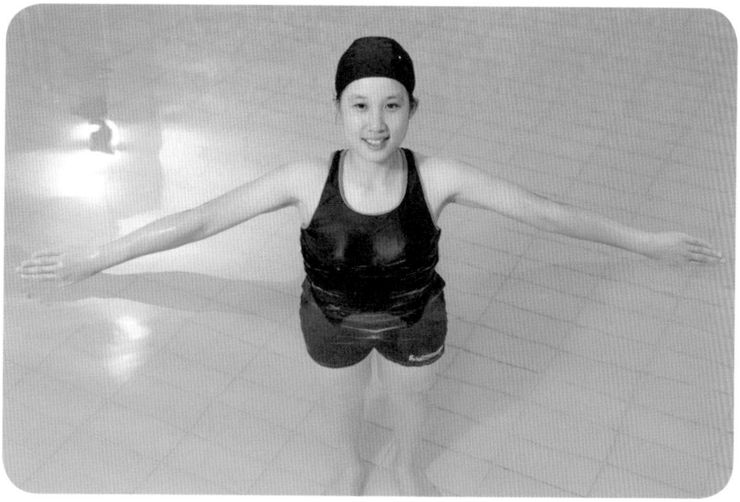

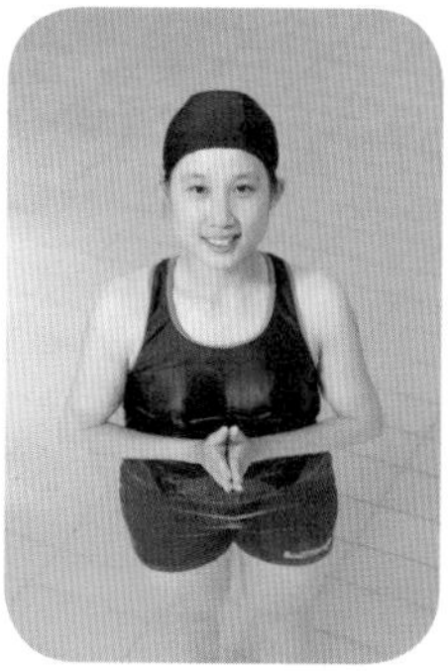

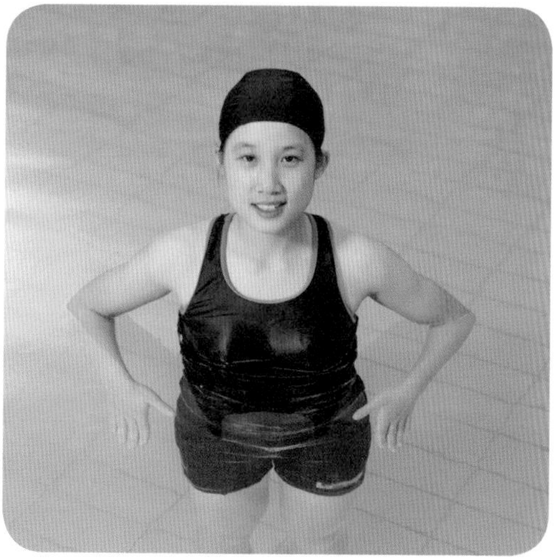

❷ 打開撥水至與肩齊，轉手縮回胸前。動作全程保持正常呼吸。

8 基本動作

肩後及上背部肌力運動

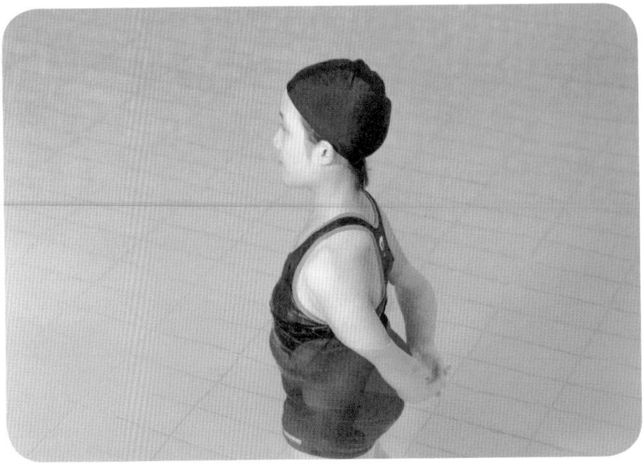

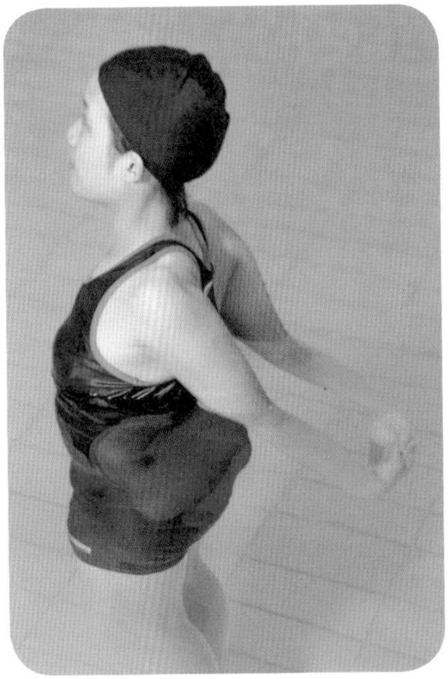

❶ 抬頭挺胸，雙手向後十指交錯緊扣。

❷ 肩膀向下、向後夾緊，肩胛向脊椎方向集中擠縮，收下巴保持兩眼平視前方。

功效

伸展胸部，讓肩胛骨、上背部增加肌力。

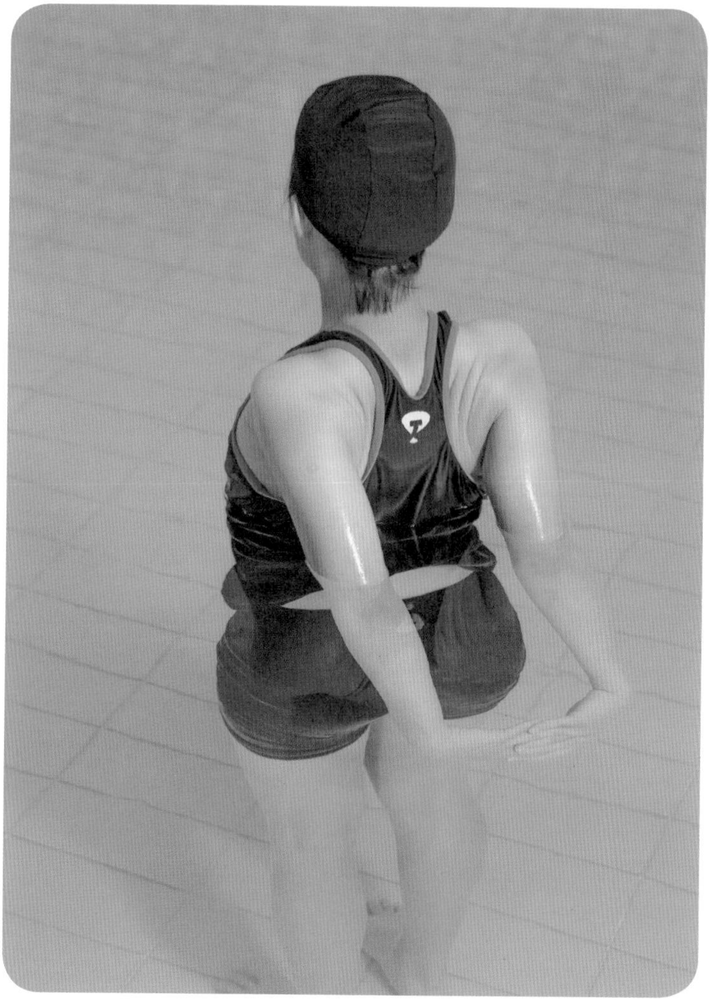

❸ 不可憋氣正常呼吸，扣住的雙手可適度向上提高。

9 基本動作

頸部旋轉運動

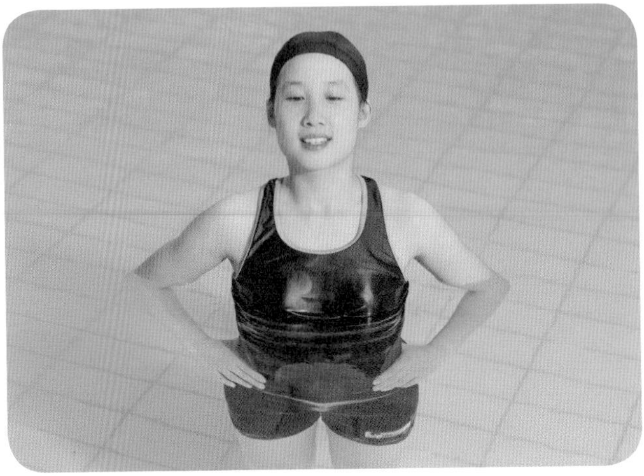

❶ 站定雙手叉腰。

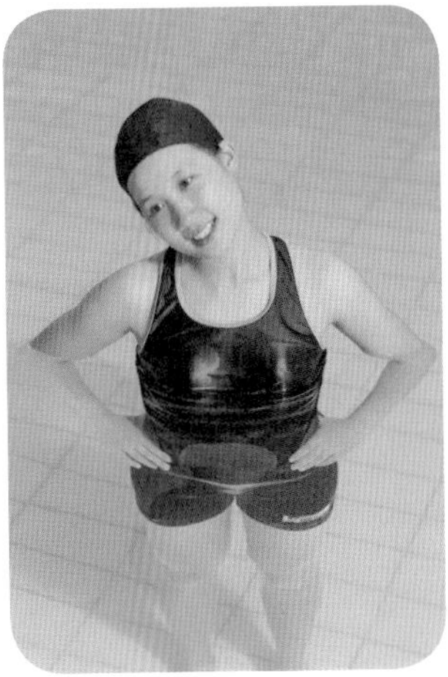

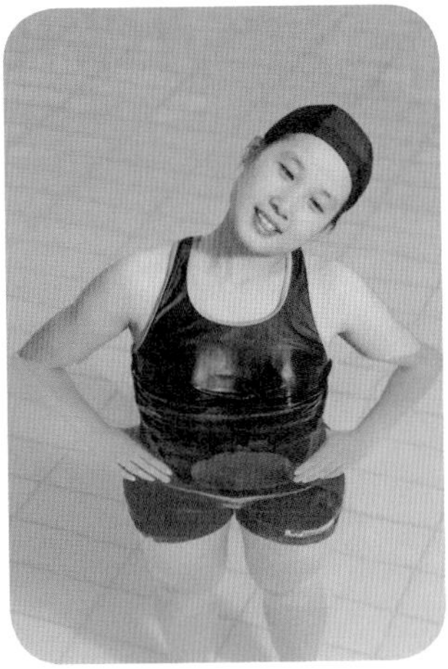

❷ 慢慢的轉動頸部，左 3 圈右 3 圈為 1 次，做 10 次。

功效▼

頭部不能旋轉運動是似是而非的觀念，頭部肌肉沒有運動就會撐不住頭部，以致肩頸痠痛的人很多，耳後的胸鎖乳突肌尤其容易代償出力，造成肌肉緊張無力。

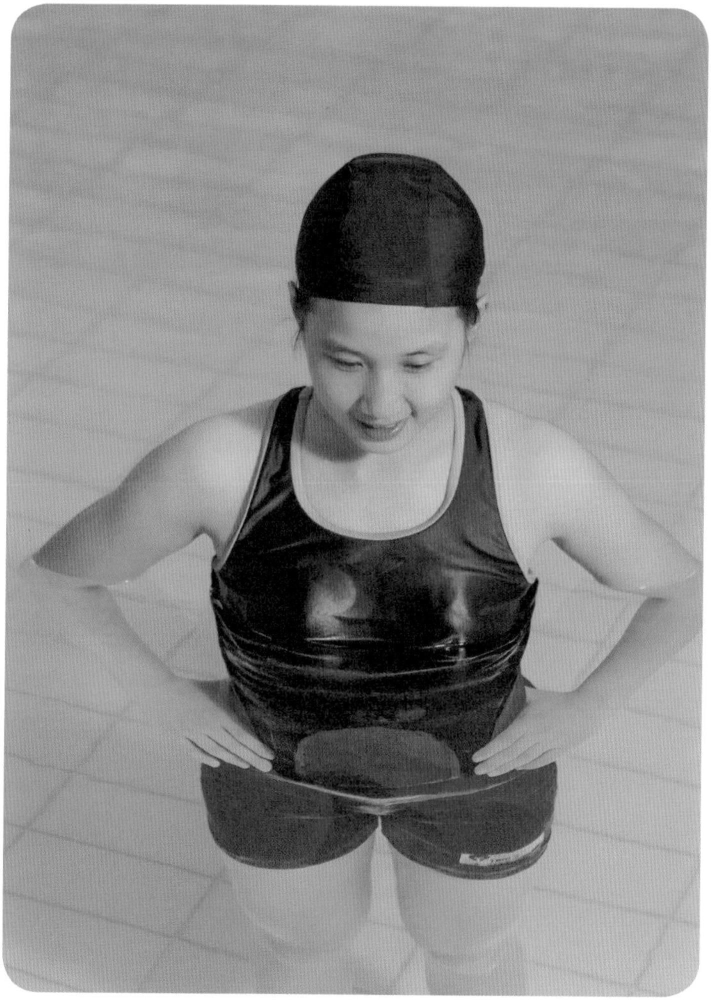

❸ 動作一定要和緩，以不痛為原則。

基本動作 10

頸部外側伸展運動

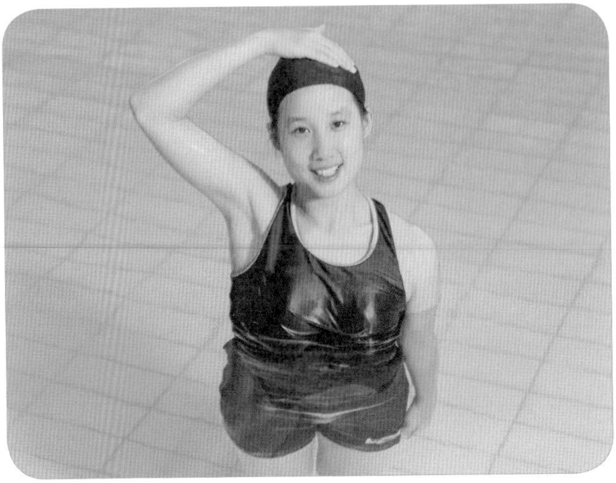

❶ 右手抬起扶住左邊頭頂。

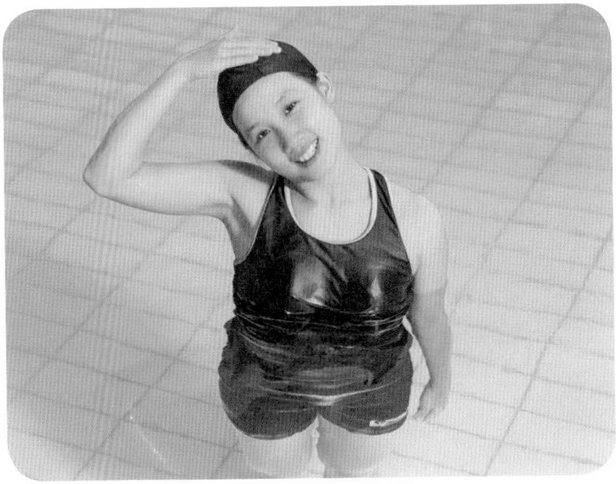

❷ 吸氣，將頸部輕輕向右側拉，停留 10 秒，吐氣，左手沉在水中向下施力伸展。速度要緩，力量適中即可，若有疼痛感就表示力道太強。

功效

伸展頸部、肩部到整隻手的肌肉。肩頸痠痛時就可以做伸展運動，立即見效！此動作在平時也可以做。

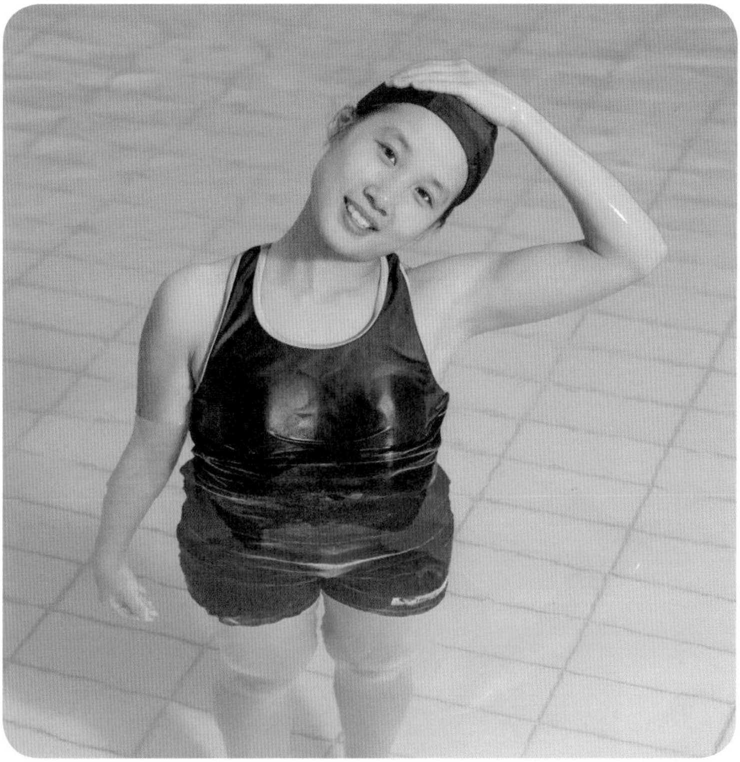

❸ 放鬆，換邊動作。一左一右為 1 次，做 10 次。

基本動作 11

強化頸部外側肌力運動

重點運動

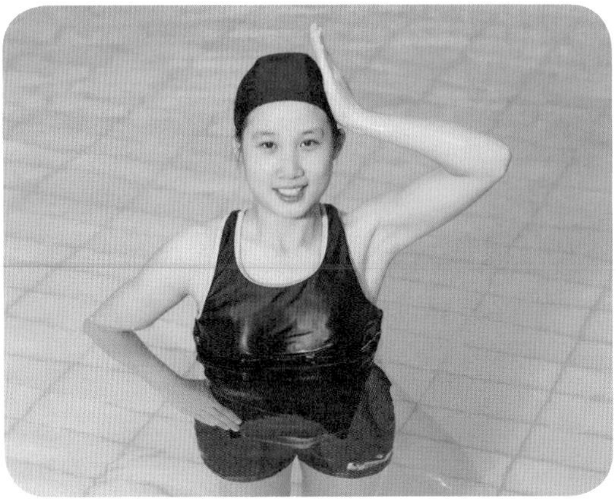

❶ 右手舉至頭部，用掌心扶住不動，左手叉腰，以掌心力量推向頭部，同時頭部施力抵抗推力。施力同時頭不能動，維持 10 秒後換邊。

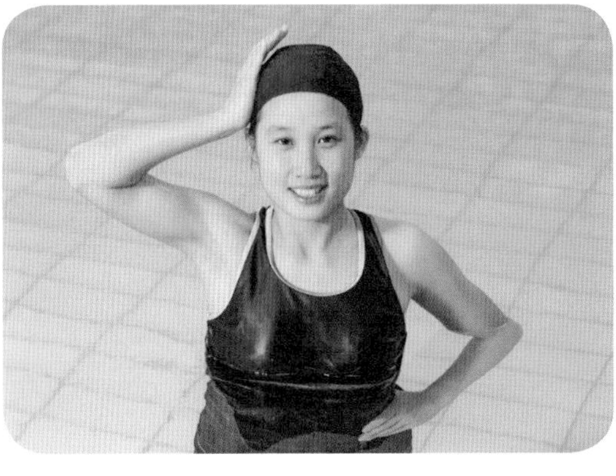

❸ 放鬆，換邊動作。一左一右為 1 次，做 10 次。

功效▼

這是現代人，特別是上班族、低頭族最需要的訓練。肌力訓練若做到感覺痠痛就是用力太過，同時運動中不可憋氣，應持續深呼吸。

12 基本動作

強化頸部背側肌力運動

重點運動

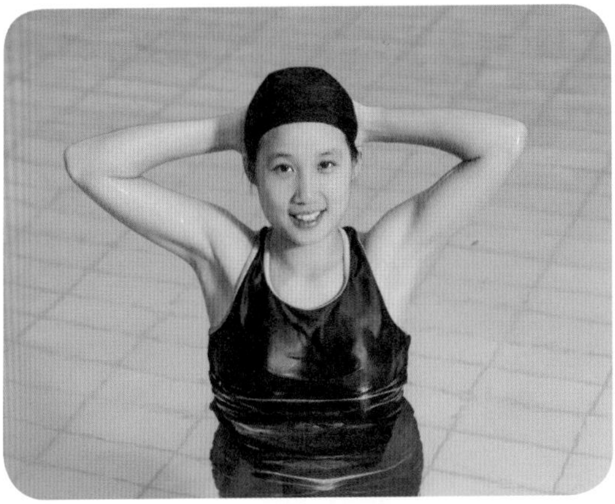

❶ 雙手在腦枕骨位置交錯，雙眼平視，收下巴。

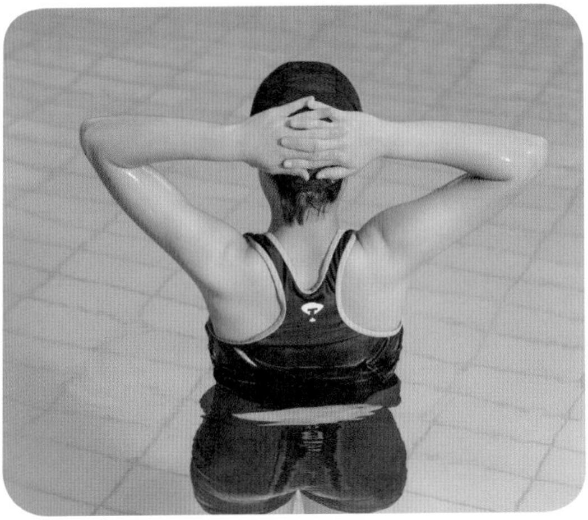

❷ 雙臂展開與肩齊，抬頭挺胸。用掌心力量推向頭部，同時頭部向後施力抵抗推力。每次動作持續 10 秒，重複 10 次。

功效▼

低頭族的前後頸部上段肌肉過度收縮，上後背則過度伸展，肌力運動可訓練頸部屈肌和伸肌的肌群。

13 基本動作

強化頸部前側肌力運動

功效

強化頸部深層屈肌肌力。

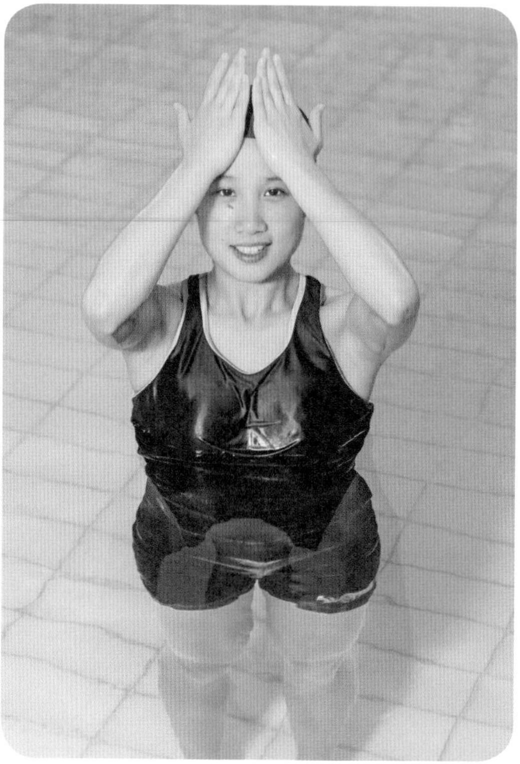

重點運動

❶ 雙手向前曲肘扶住額頭，指尖並攏向上，雙眼平視收下巴。

❷ 用掌心力量推向頭部，同時頭部施力抵抗推力。

❸ 維持 10 秒放鬆，做 10 次。運動中不可憋氣，平日也可進行。

基本動作 14

頸部按摩運動

重點運動

功效▼

消除堆積在頸部的壓力及疲勞，增加血液循環，許多痠痛由此發生。在耳後、頸枕與頸部交接處兩側為風池穴，按摩此處可改善偏頭痛。

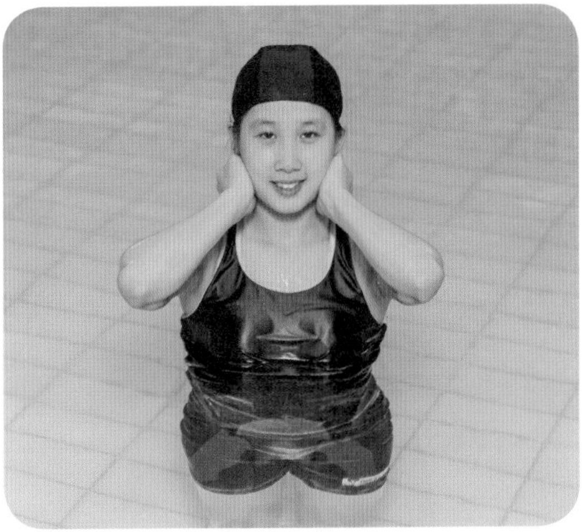

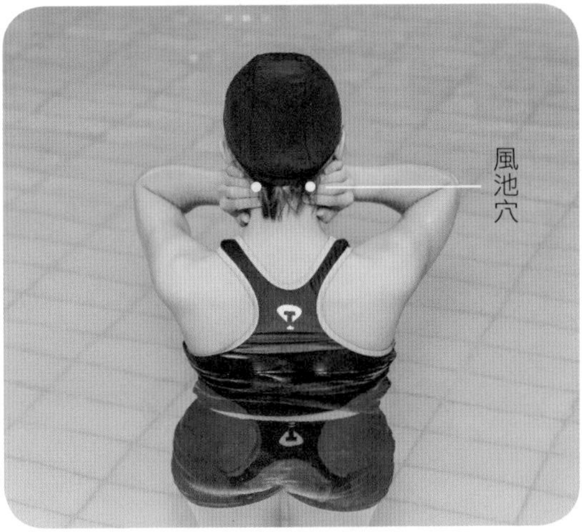

▲ 雙手放在頸枕部或痠痛部位，用十指指腹按摩頸部 30 下。動作要輕緩。

15 基本動作

上背部按摩運動

重點運動

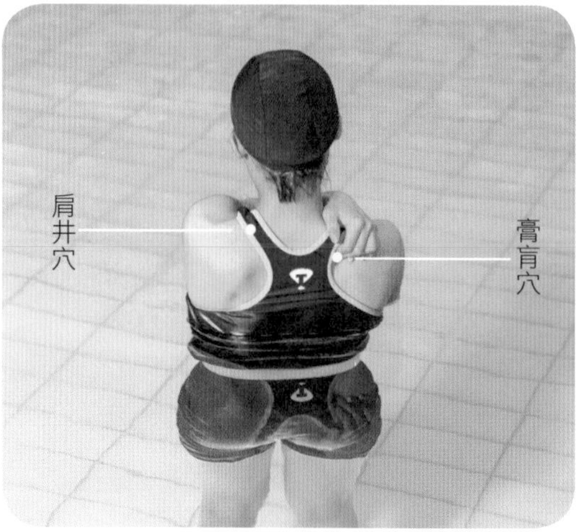

❶ 左手伸向右邊肩膀，用手指抓抓按按肩膀及膏肓。膏肓穴位於肩胛骨內側感覺疼痛點，加強按摩。

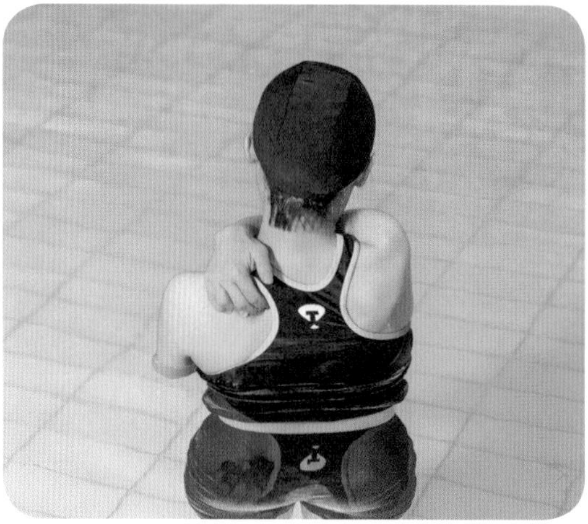

❷ 兩邊各按摩 30 下。

功效

可消除肩部痠痛。肩井穴在後肩部兩側中心點，孕婦忌按此處；膏肓穴則位於肩胛骨內側感覺疼痛點，按壓此處可減輕因長期打電腦造成的肩頸痠痛，但若嚴重者則建議看復健科。

基本動作 16

雙手抓水運動

重點運動

功效▼ 可強化手掌、手指的關節及肌肉。

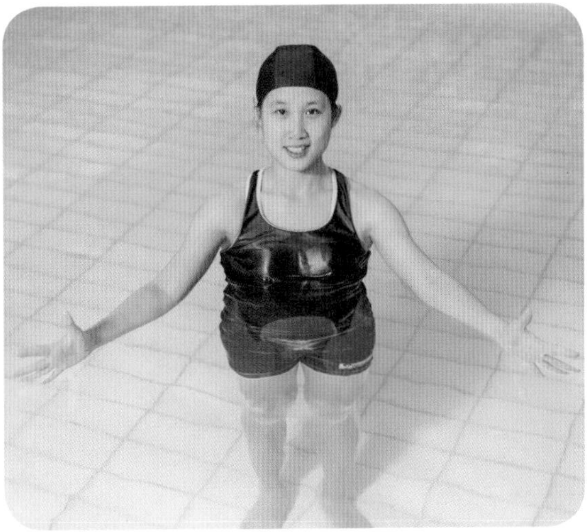

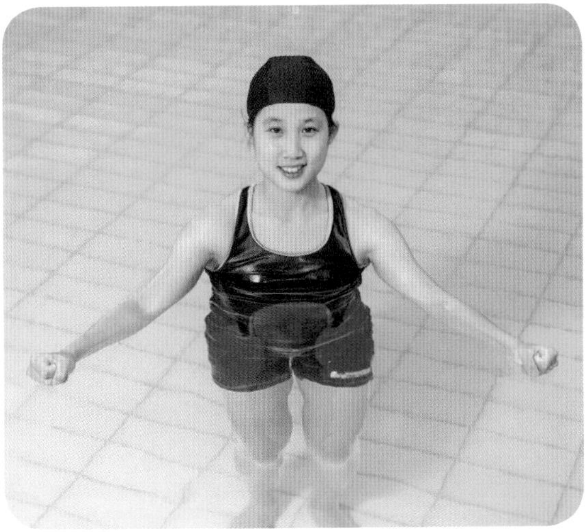

▲雙手握拳於水面處用力抓水激起水柱，越高越好，做 30 下。

17 基本動作

抱膝運動

重點運動

功效▼ 伸展下背部和髖關節，治療下背部痠痛，椎間盤突出患者不建議執行。

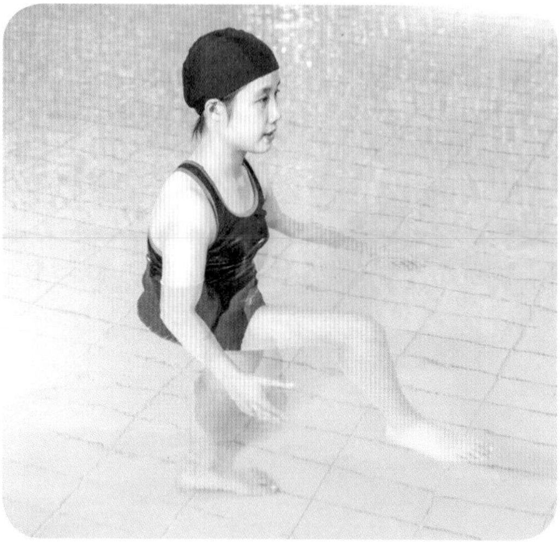

❶ 雙手打開，大腿上抬，彎腰雙手抱膝。

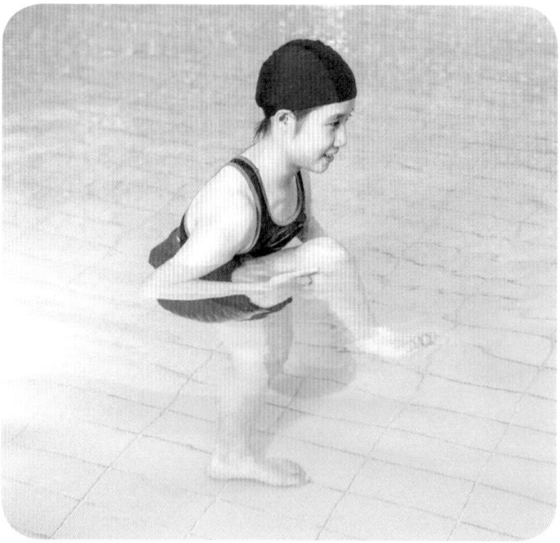

❷ 收縮腹肌，停留 10 秒換邊，做 10 次。

基本動作 18

抬腿彎腰運動

重點運動

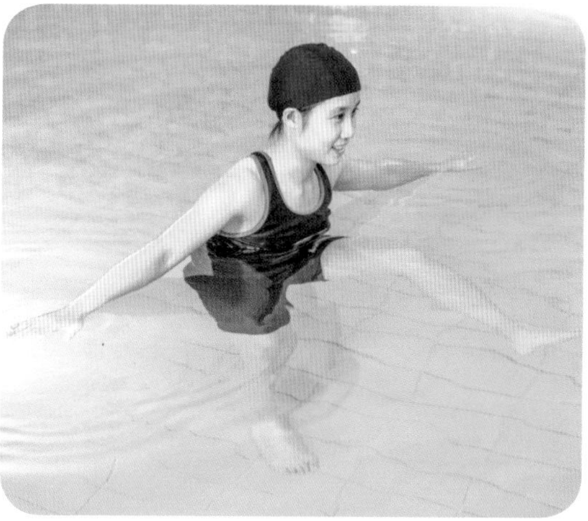

❶ 面朝前雙手打開扶住池中欄杆（或雙手打開不扶欄杆站），低頭抬腿彎腰。

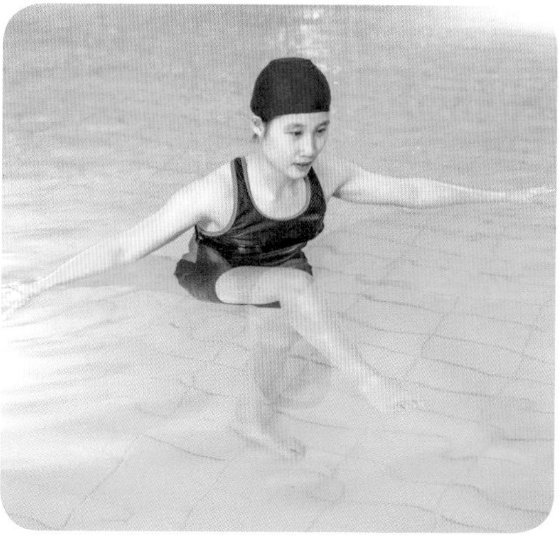

❷ 收縮腹部肌肉，停留 10 秒換邊。

功效▼

伸展髖關節和下背部。強化腹部肌肉，治療腰痠背痛，並且可以訓練站立的協調平衡。椎間盤突出患者不建議執行。

19 基本動作

踩水運動

重點運動

功效▼

強化大腿到腳趾頭的肌力，此項動作在家需躺在床上練習。

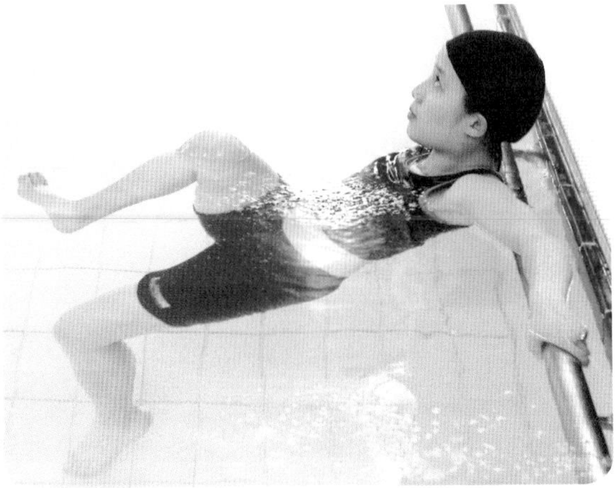

▲扶住欄杆，雙腳交互踩水，如踩腳踏車，交互踩 30 下。踩水運動的運動量很大，下水應充分做好熱身運動才可進行。

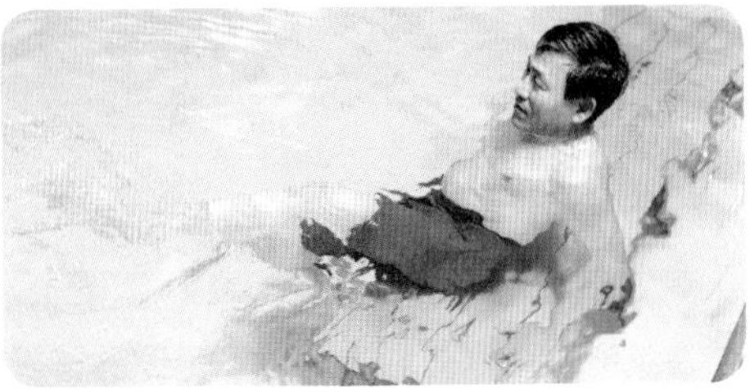

▶ 也可利用沉水式訓練椅，肩關節不適的人可改在水中雙槓進行踩水運動。

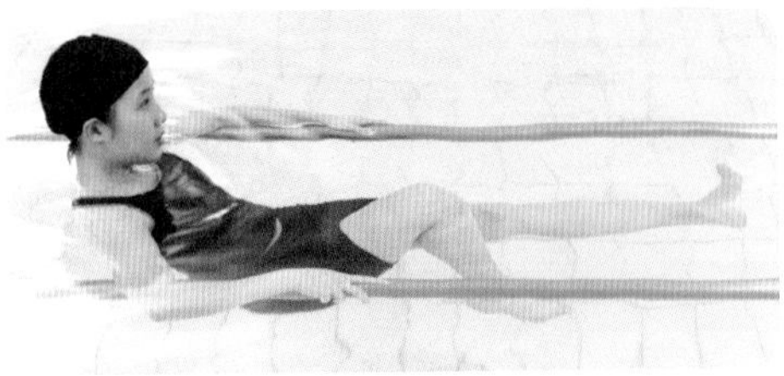

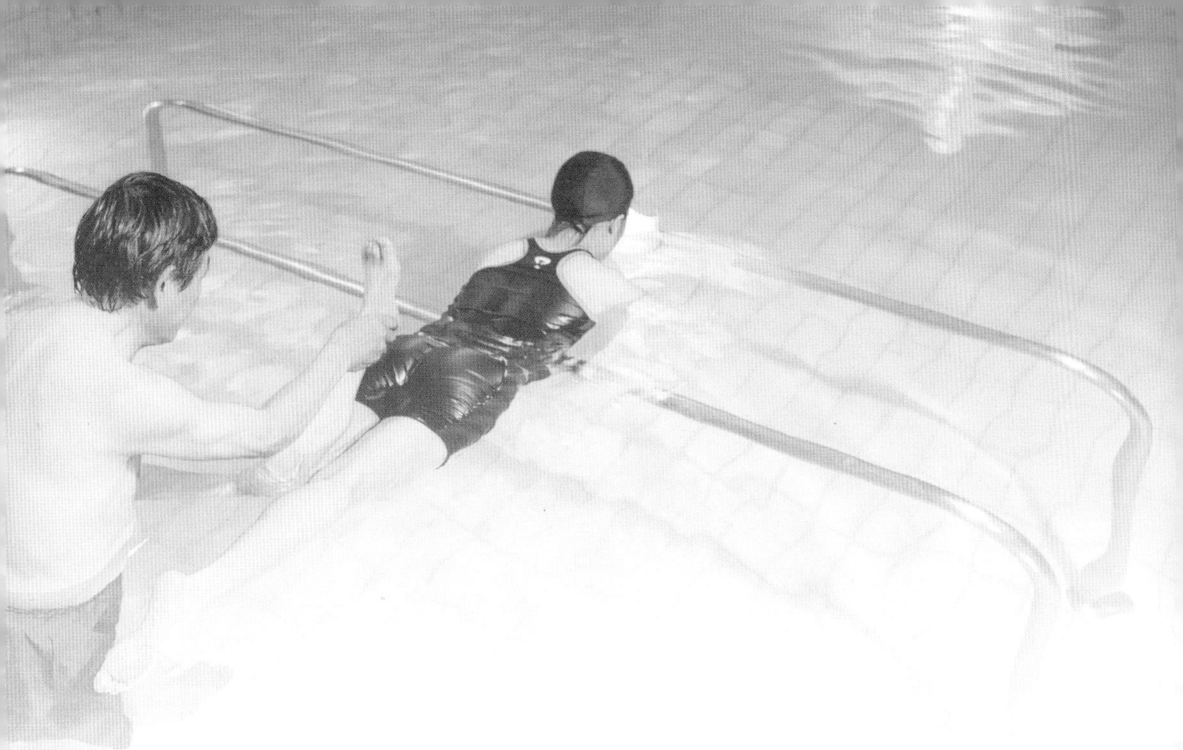

進階的個別指導動作

若你在團體基本動作熟練，並且可以輕鬆完成連續動作後，表示你的肌力、耐力、心肺功能、協調平衡都已經回復到基本狀態，即可進入水療復健的下一階段，針對個人專屬的個別運動指導。

物理治療師會依個人不同症狀擬定進一步的復健運動計畫，運用水療池中設施從旁指導，正確進行動作並達成復健目標。以下示範幾種進階的個別指導動作。

1 個別指導

下肢伸展

功效▼充分伸展大腿及小腿後的肌肉。

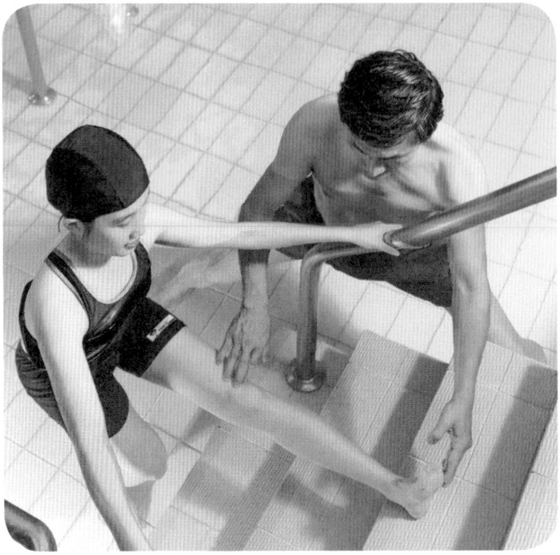

▲雙手扶住游冰池階梯欄杆，一腳伸直頂在階梯上，腳尖弓起，停留 10 秒再換腳做，各做 10 次。

個別指導 2

腰背伸展

功效▼

伸展上背到下背的肌肉，並利用呼吸讓全身放鬆。

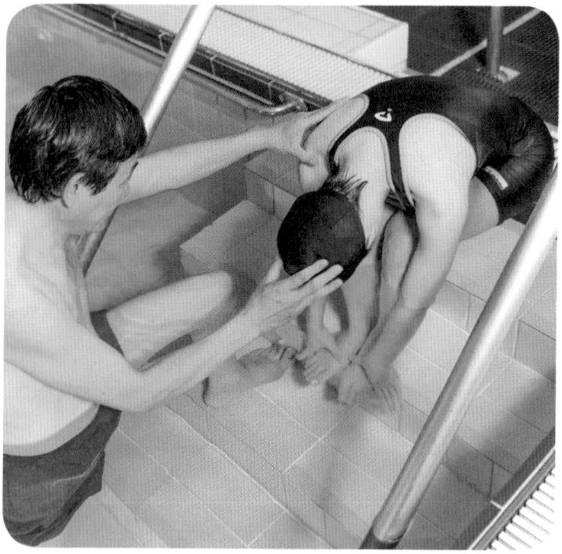

❶ 面對水面坐在階梯上，吸氣彎腰雙手抓住腳踝。

❷ 低頭慢慢吐氣（頭部不入水），持續 10 秒再直起上身，共做 10 次。

3 個別指導

雙槓腹部肌力訓練

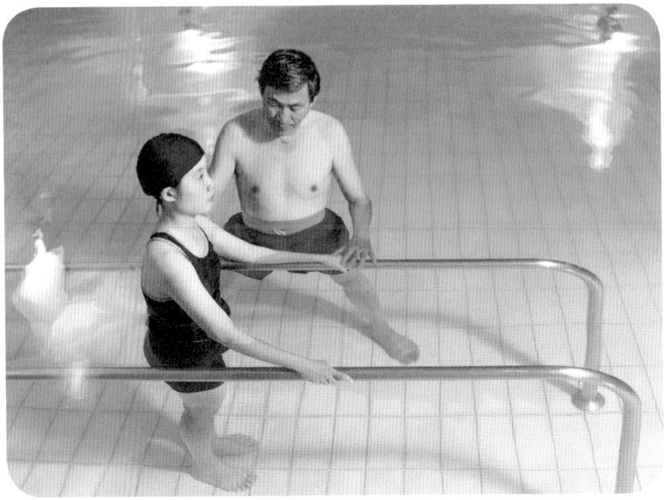

❶ 站立於水中雙槓中，雙手扶在欄杆上。

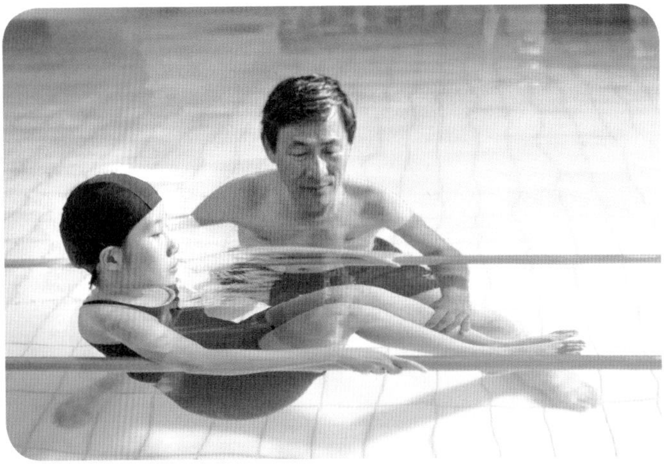

❷ 向後仰躺、屈膝收縮腹部、撐起身體。

功效

▼

鍛鍊腹部肌力，椎間盤突出患者不建議執行。

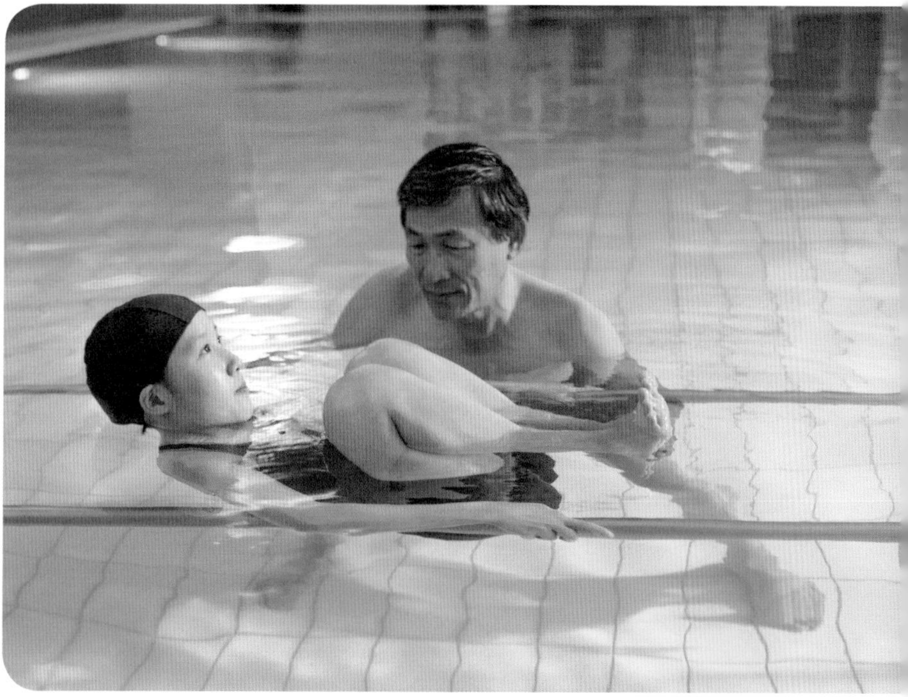

❸ 避免頭部往前突出用力，停留 10 秒，保持呼吸，雙腳伸直，恢復站立，做 10 次。

4 個別指導

水中雙槓腿部伸展

功效▼

強化腰背部的肌力，伸展大腿前面的肌肉。

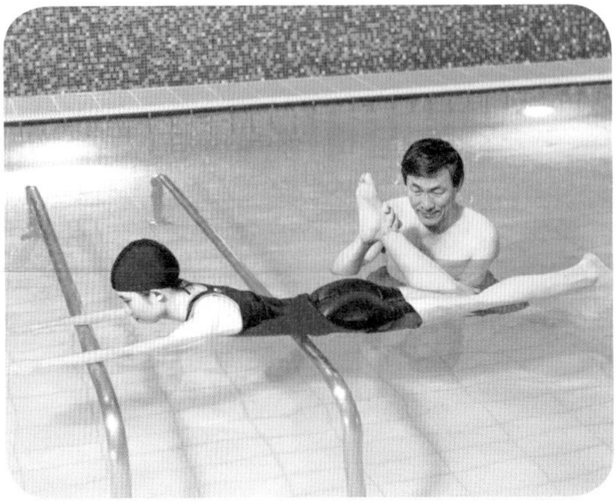

❶ 臉部朝下，身軀橫向趴在雙槓上，腰部藉雙槓之一做為支撐。

❷ 雙手、雙腿伸直，用核心肌群力量支撐。

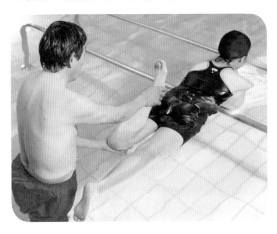

❸ 彎曲左小腿儘量靠向臀部，物理治療師由後方穩定並給予助力。

❹ 停留 10 秒，換邊，恢復站立。做 10 次。

5 個別指導

沉水椅腰腿膝關節運動

功效▼

這個動作鬆動緊張的髖關節、帶動臀大肌、臀中肌伸展。

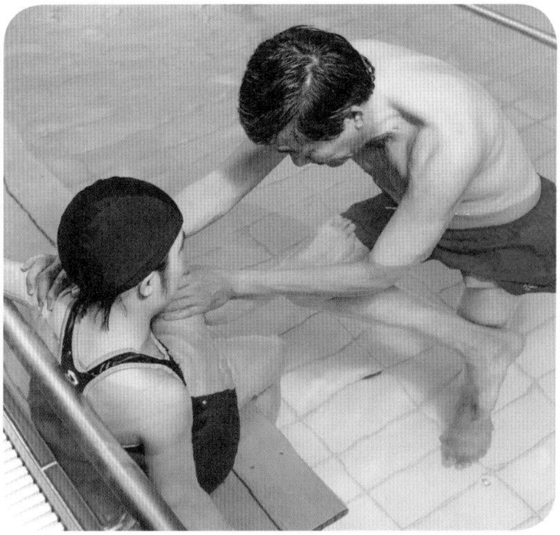

❶ 坐在沉水椅上，面向物理治療師。左手扶在欄杆上，抬右膝搭在治療師的膝頭上，治療師一手穩定患者左肩，一手帶動患者右大腿向左邊拉。

❷ 停留 10 秒，換邊。

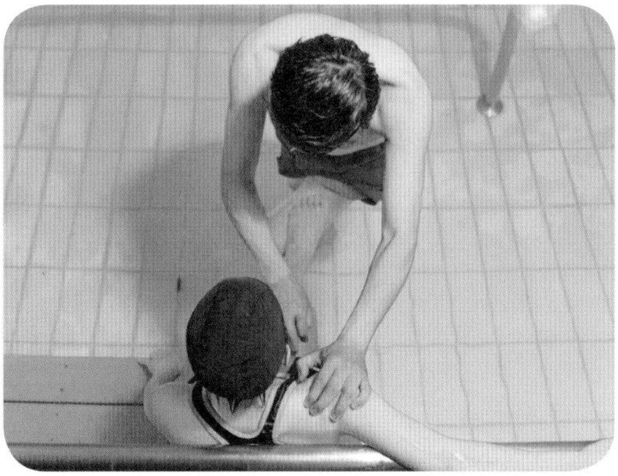

6 個別指導

雙槓支撐運動

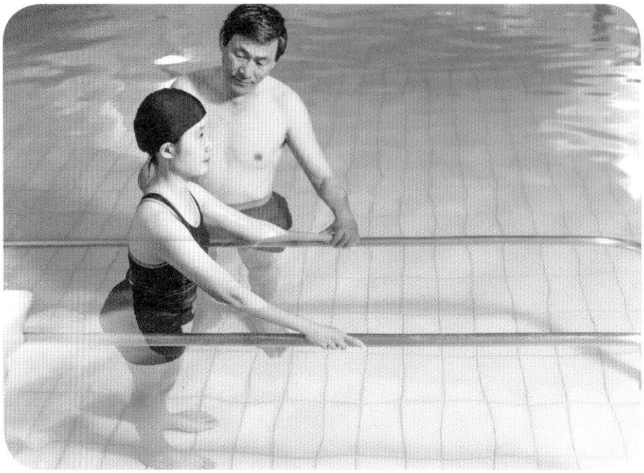

❶ 站立雙手扶住雙槓，向前伸向接近水面。

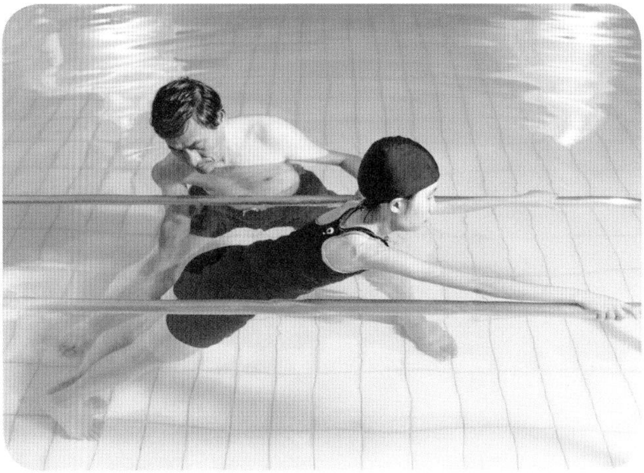

❷ 雙腳併攏由水中抬起雙腿，伸直全身。

功效

一般人於陸地上根本無法進行此項訓練，藉水的浮力，可以同步從頸部、肩膀、腰背到腳尖進行背部肌力強化。

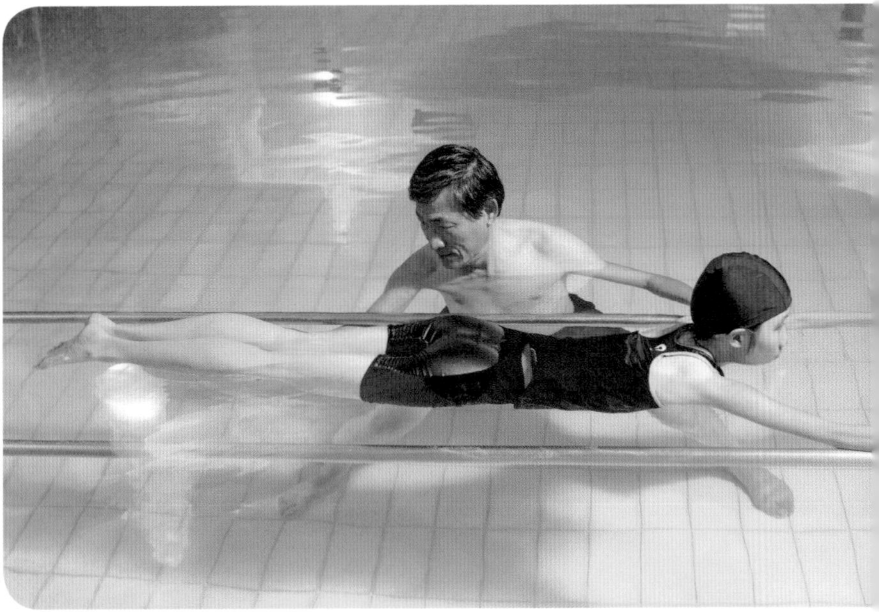

❸ 停留 10 秒，保持呼吸，收回雙臂、放下雙腿，站定回到原點。

第七章
認識痠痛復健

姿勢不良、久坐不運動，上班族離不開痠痛！

痠痛該找哪一科最好？答案是復健科。這裡開始，要告訴您從如何看復健科、認識復健科，到正確的行走、站、臥、坐姿，做為您的「復健指南」。

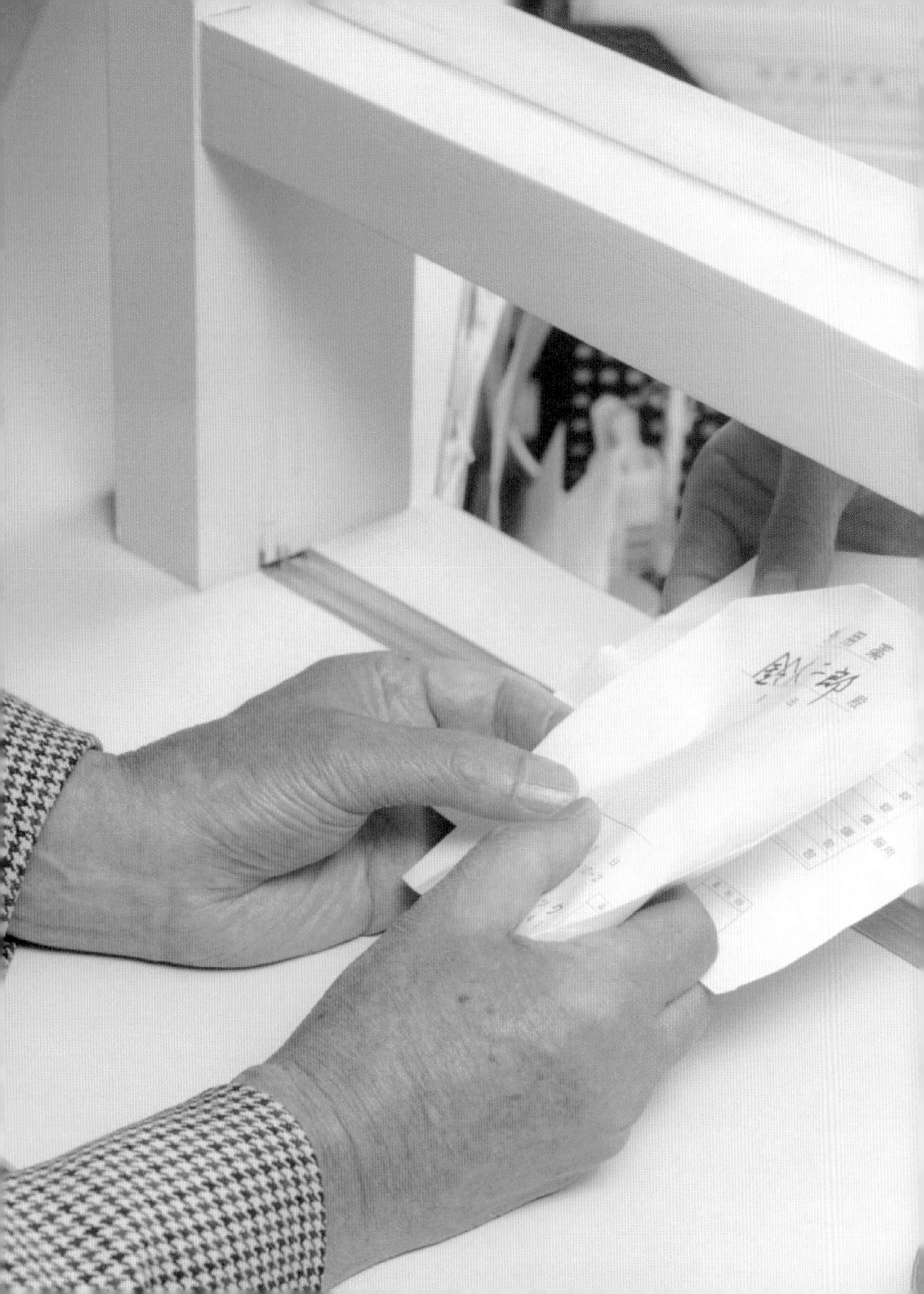

你是否有以下情形：

「一早睡醒，哎！怎麼脖子一邊不能轉了！」

「轉身下床，腳才碰到地上，哇啊！立刻劇痛攻心！」

「咦，最近怎麼老是脖子僵硬、肩膀痛！」、「手腕、指尖也痠麻、痠麻的。」

「關在冷氣房裡開了一整天的會，屁股到大腿痛到快坐不住，背也硬的像石頭一樣。」

「上班打卡制、下班責任制，一到假日就狂睡，可是睡醒了還是渾身痠痛。」

「才彎腰撿個東西，居然閃到腰！休息個幾天了還是有些怪怪的。」

「奇怪，怎麼運動完隔天就膝蓋不舒服？」

「開一趟長途就累到不行，腰、背、膝蓋又麻又僵硬。」

「昨天去週年慶搶購，大包小包的提回家，今天一邊肩膀就痠到抬不起來，連穿衣服都會痛，以前都不會啊！」

這些狀況你一定不陌生，也許還「複選」好幾項，而以下的統計數據會令你驚訝：

每個月有一千四百萬臺灣人會痠痛一次（男女都有）。

不分男女，二十歲以上的臺灣人，超過八成的人都有痠痛的問題。

其中，每三個人就有兩個人有用藥布的習慣，目的是解決痠痛。

國人一年用掉超過400,000,000片痠痛藥布（這麼多零！）對，你沒數錯，是四億片！整整從臺灣頭到臺灣尾可以繞四十七圈！

一年有六百萬人因為痠痛看醫生或是去給醫生看，健保費就這麼花掉了超過一百億元，當然不包含自己再掏腰包買那四億片藥布的錢。

這樣看來臺灣幾乎是個痠痛島！但是這麼多人天天痠痛，對於為什麼會痠痛，有高達八成的痠痛一族竟然對病因不明不白。這是什麼情形？痠痛明明折磨著大多數人，但是對於這麼痛的領悟卻這樣少！

因為痠痛是一個太平常的症狀，我們往往不放在心上，貼貼痠痛藥布、痛的地方少動，告訴自己休息休息就好了，再加上我們是一個「吃苦當吃補」的民族，總不把痠痛當回事，直到有一天痛到忍不下去了，才想到要看醫生。

痠痛為什麼找上我？

上門求診的痠痛病人，頸、肩、腰三大部位就佔了一半以上，通常單一部位小痠痛的人少，多半的人會不只一個部位痠痛，為什麼會這樣呢？俗話說「年輕就是本錢」，年輕時，熬夜K書、打怪、談戀愛、看電影，累了睡一整天，就什麼痛都沒有啦！這樣持續著坐車、坐辦公椅、坐沙發、坐在電腦前的生活模式，等過了35歲進入「熟齡」階段，整天忙工作、忙著應酬、沒空運動、懶得運動、累到不想動，還以為用休息一下、週末補補眠這招就好，算盤可就打錯了，痠痛必然找你報到。而且還不是一處痛，肩膀連著脖子、腰跟著背。

要認識「痠痛」先要認得「人」。人由細胞所構成，每一個細胞都靠血液運送水、養分、礦物質維持，再把二氧化碳、廢物帶到排泄器官排出體外，二十四小時全年無休的運作，人才能好端端的吃喝拉撒睡。

負責這些動作的骨骼肌一共四百三十四塊，佔成年人體重的40%，當我們懶得動，管理這一切運作的大腦就會降低血液對那部分肌肉的供應，一旦新陳代謝不好，肌肉品質下降、緊縮彈性不佳，便會引發「痠痛」；相反的，如果某部分肌肉使用太頻繁，血液來不及供應和廢物清運，肌肉累積疲勞緊縮，一樣產生「痠痛」。痠痛部位會進入堅硬狀態藉以自我保護，肌肉更加硬化的結果反而加重病情。十九世紀中期已有研究明確指出，關節、骨骼的病變，主要就是血液循環不良造成。

搞不懂痠痛沒關係，先看復健科就對啦！

重點來了：「痠痛該看哪一科呢？」

一般人觀念裡「筋骨痠痛」理所當然的看「骨科」，但是打開各大醫院的門診表，才知道自己醫療常識不足，光是看病掛號都是一門學問，要找對醫生看對科似乎得先上門課建立專業知識。想想那不如上網查吧，各大醫院都會提供各種「症頭」給大家對症掛號，就發現「痠痛」不是尋常小事情，好多科別治療「這裡痠、那裡痛」的問題。

管「這裡痠、那裡痛」的科別：

❶ 疼痛科

緊張性疼痛、肌筋膜痛、頸肩上肢痛、腰痛、下肢痛、關節痛、坐骨神經痛、頭痛、手腳痛、腰痠背痛等慢性疼痛及其他不明原因之疼痛。

❷ 風濕免疫科

頸部僵硬、風濕痛、腰背肩痛、僵直性脊椎炎、肌肉、肌腱疼痛、五十肩。

❸ 骨科

各種肌肉骨骼痠痛、肌肉腰背疼痛、關節炎、肌腱、韌帶急慢性挫傷、拉傷、扭傷等。

❹ 神經內科

各種神經痛、頭痛、頸疼痛或痙攣、斜頸、腰痠背痛、神經、肌肉疼痛、手腳麻、四肢無力、頭暈、昏厥、手腳顫抖、不自主運動、步態不穩、顏面神經麻痺、感覺異常。

❺ 神經外科

手掌麻木、神經痛、運動障礙、下背痛、坐骨神經病、肩膀上背痛等各種疼痛、步行不穩、上下肢痲木無力、骨刺。

❻ 復健科

腰痠、背痛、頸部痠痛、坐骨神經痛、骨刺、關節炎、肌肉拉傷、關節扭傷、運動傷害、五十肩。

看到這裡，你的疑問恐怕更多了，「症狀有寫到的，是任選一個科掛號嗎？」當然不是，「痠痛」是身體讓你「有感」的警訊，警示你「自我健康管理」出了問題，當局部「痠痛」反覆出現，表示身體已經無法自我修復，不能再用睡一覺、多休息來逆轉，吃藥、打針或許暫時解決了眼前的問題，卻沒找出「為什麼會腰痠背痛」的根本原因，以致於全臺灣每個月都有一千四百萬人集體痛一次！

痠痛的起因，生活模式找問題

既然不能依賴藥布和吃藥、打針解決痠痛，痠痛的原因從你的生活模式就可以找出端倪，請回答以下問題：

□看電視、辦公、打電動，盯著螢幕一坐就是兩、三個小時嗎？

□工作或家事經常彎著腰、常常搬重物？

□喜歡躺著看書嗎？睡前窩在床上看日劇、韓劇、偶像劇？

□有空檔就低頭、指頭在手機上滑來滑去？

□手機、平板、公事包，肩上一包、手上還一包？

□一手抱小孩，一手泡牛奶、做家事或者講電話？

□看到高麗菜三顆五十元，已經一手都是菜還要提回家？

□發奮今天起開始做運動，立刻爬山、跑步、騎單車、跳有氧？

□翹二郎腿比較舒服、站著習慣三七步？

□愛穿尖頭鞋、高跟鞋或夾腳拖？

以上有任一題答「是」又有痠痛症狀的人，我會建議優先找「復健科」醫生報到，理由如下：

❶「復健科」醫治對象不分男女老少，疼痛病患、骨科病患、小兒科病

Point.

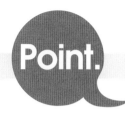

看醫生避免的對話……

狀況一、惜字如金　說了等於沒說

醫師：什麼問題？病人：不舒服。（舒服怎麼會來呢？）

醫師：哪裡不舒服？

病人：這裡和這裡。（一隻手在身上滑來滑去）

醫師：怎樣不舒服呢？多久了？

病人：痛了很久了。（到底是多久）

狀況二、滔滔不絕　考題一大堆

醫生：哪裡不舒服？

病人：脖子、肩膀很痛，頭也不舒服。

醫生：脖子、肩膀哪裡呢？痛多久了呢？

病人：全部都痛啊！痛了好多天了，我是不是要中風啦？（是左邊還是右邊？好多天是幾天？中風？醫生都還沒看啊！）

病人：醫生，我腰也不太舒服，以前閃到過，不知道是不是又復發了？

病人：還有啊，我常常覺得小腿緊緊的，到底是什麼原因啊？（可以讓醫生說話嗎？）

病人：醫生，我胃不好，你要記得幫我開胃藥喔！（……）

患、心肺病患、神經科病患都需要復健科的協助。

❷「復健科」是治療痠痛的專家，深入筋膜、肌肉、骨骼、關節、韌帶、神經各種疼痛。

❸「復健科」治療你的痛處，也治療你的生活模式，怎麼吃飯、刷牙、上廁所都有學問。

❹「復健科」採取團隊治療，結合復健科醫師、物理治療師、職能治療師、語言治療師、心理師、義肢裝具師、護理師、社會工作師等人員專業分工。

❺「復健科」有保守性治療的特性，一旦醫師建議做手術治療時，那鐵定就是必要開的刀。麻醉和開刀有不可測的風險，也不一定保證可以徹底解決疼痛及恢復功能，在復健治療中常見椎間盤突出、人工關節外科手術的疼痛後遺症，復健科不做破壞性的治療方式，也等於為病人守住一道防線，有句廣告詞說「天然ㄟ尚好」，身體也是自己原裝的好。

Point. 看醫生一定要說清楚、講明白的事……

醫生問	怎麼答
哪裡痠痛？	明確的部位，痠痛多半不只一處，最不舒服的先講。
痛了多久？	這次痛是幾天還是幾週，儘量有明確數字。
怎樣的痛？ 痛到什麼程度？（註）	紅、腫、熱、痛、痠、麻、僵，是哪一種或哪幾種？還是像針刺的痛、火燒的痛？
做了什麼事開始痛？	搬家、打掃、逛街、長途開車。
什麼時間比較容易痛？	上午、下午、起床後、半夜。

痛到什麼程度？

痠痛或疼痛是一種很主觀的個人感受，疼痛處理專家麥卡佛瑞（Margo McCaffery）曾這麼說：「一個人說感到痛，這就是痛；他說痛仍在，痛就仍在。」（"Pain is whatever the experiencing person says it is, existing whenever he says it does"）。

依據 WHO 的「世界疼痛管理小組（WPMG）設計的 VAS 疼痛評估量表，可以幫助醫生清楚你當下不舒服的程度，這個表以 1 到 10 搭配生動表情，從稍微疼痛、不太舒服、很困擾、很嚴重，從稍微痛到很嚴重還有程度差異，可以依據自己的感受表達痛的程度。

疼痛評估量表

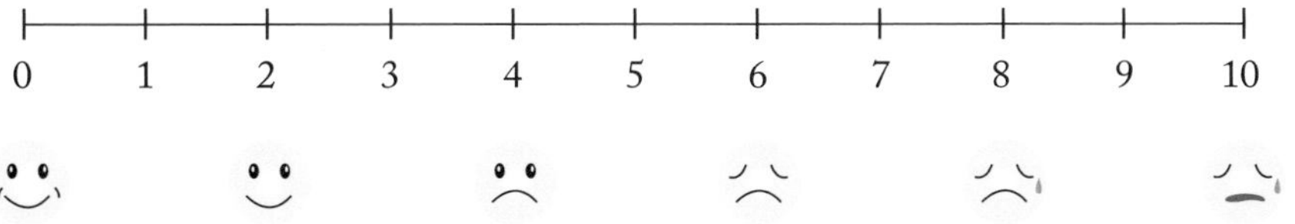

第八章
不分老少的文明病與熟齡問題

人類演化為雙腳站立的動物，似乎就免不了痠痛，不良的姿勢更增添了痛苦的必然性，如影隨形的壓力造成心理影響生理，連鎖效應造成了各種疾病，藉由水療找回健康的「動」力，是非常適合且有用的方法，根據研究，經過三個月的水療復健，證明對於治療痠痛有明顯的效果。

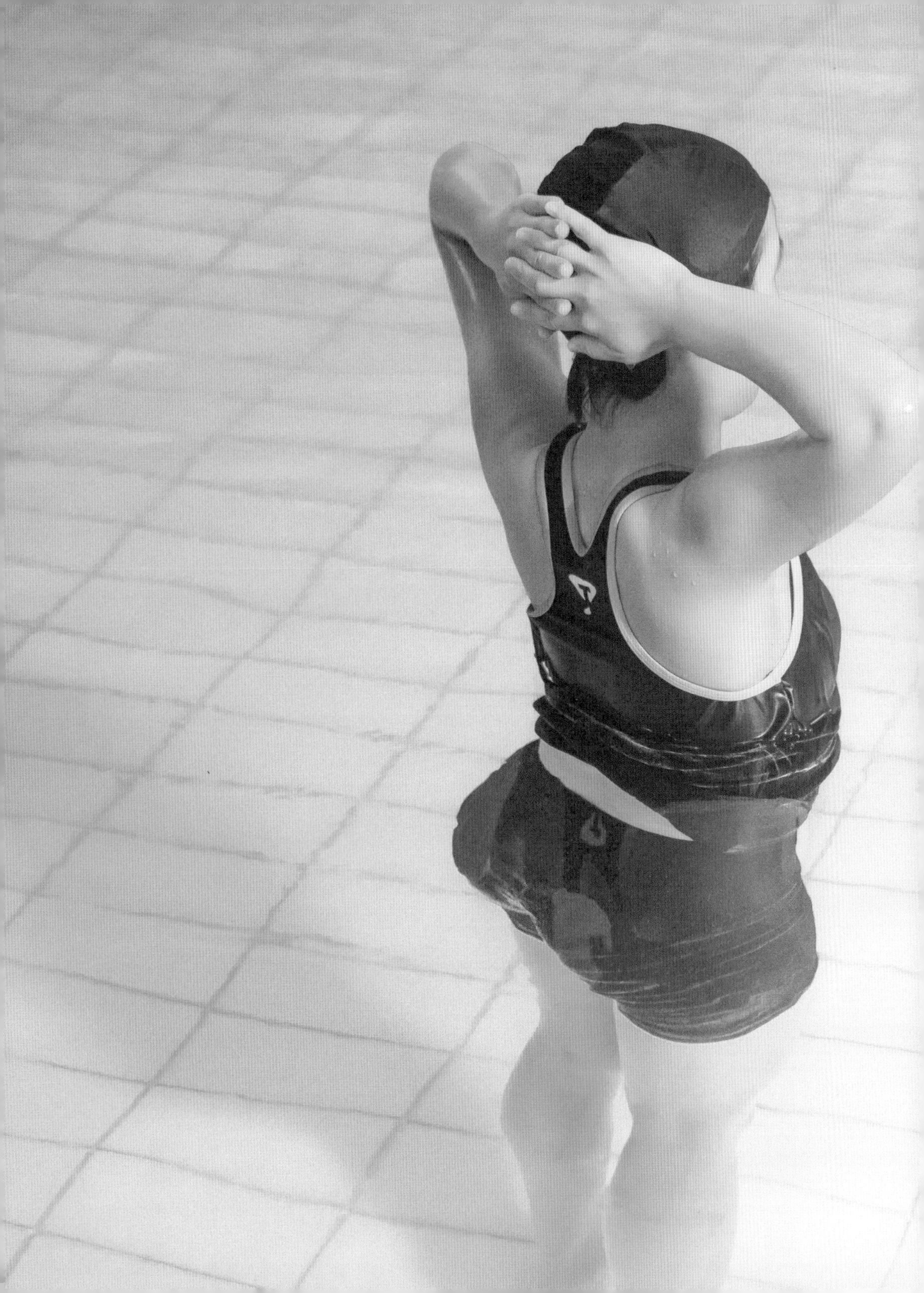

上班族常見的「文明病」和「熟齡世代三高問題」是一般人最常見的「症頭」，經過醫生診斷及物理治療師評估，即可藉水療進行復健。另外，有關先天性的疾病，水療更是長久以來最好的復健運動。

肩頸痠痛

症狀：電腦族最常發生的慢性傷害毛病，局部肌肉、韌帶、神經、血管引起的都有可能，保持正確姿勢可以大幅減少肩頸痠痛發生。

落枕

症狀：一覺醒來脖子就無法轉動，屬於鈣化性肌腱炎急性發作，學名稱做「急性面關節閉鎖症候群」，照X光時往往在頸後肌腱有索狀鈣化斑塊，體質虛弱、過度勞累、經常低頭或睡覺維持一個姿勢過久者常見。

五十肩

症狀：五十肩正確名稱是「粘黏性關節囊炎」，肩關節發炎產生沾黏發作時上臂甚至手肘都有疼痛感，睡眠品質因此下降，甚至穿衣服、抬肩、上廁所、洗澡、洗頭都會痛。

膏肓痛

症狀：中醫穴位的膏肓是人體肩胛骨內緣與貼近脊椎之間的位置，此處肌肉有菱形肌、斜方肌，易有胸悶、胸痛合併肩頸痛等症狀，坐姿不良、用脖子夾著講電話、長時間使用電腦都會引發膏肓痛。

骨刺、椎間盤突出

症狀：骨質增生稱之為骨刺，照X光片會看到骨頭邊緣出現尖形的骨質突起，骨頭與軟組織接壤的地方長期姿勢不良，承受了壓力和損傷，促使骨骼出現退化性現象。而脊椎和脊椎之間的避震器稱作「椎間盤」，椎間盤的構造由纖維外環包覆髓核而成，當外傷、壓力、肥胖、老化、姿勢不良，將椎間盤推擠壓迫神經時，會引發下背痛、肌肉痙攣、坐骨神經痛等症狀。

脊椎側彎

症狀：脊椎向左或向右凸出，是脊椎和肋骨偏移或旋轉導致，不正常彎取超過10度以上，脊椎會呈現S或是C的形狀。引起的原因很多，先天性好發於青春期，長期姿勢不良也容易導致。

退化性關節炎（膝蓋、腰椎）

症狀：膝關節有僵硬感，早上起床或久坐站起來感覺尤其明顯，與年齡、性別、外傷、痛風併發、關節內軟骨變化有關，膝關節內側有壓痛點。腰椎退化性關節炎患者常有坐骨神經痛、下背痛症狀，還會感覺臀部兩側到大腿外側痠痛麻、無力。

下背痛

症狀：腰椎兩側背部疼痛統稱為下背痛，原因很多但常見多為肌

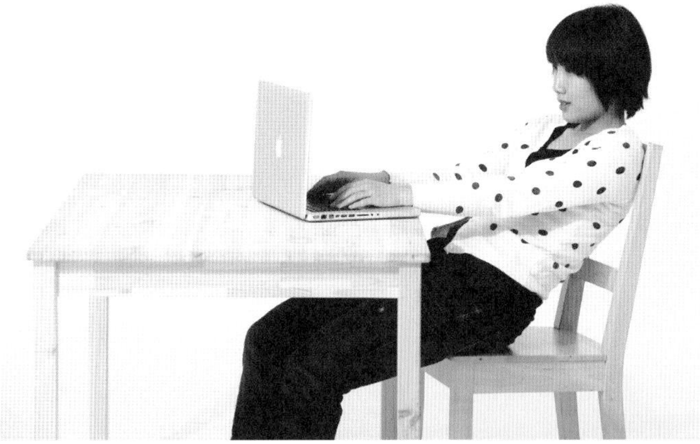

▶ 姿勢不良容易導致痠痛，長期下來更可能引發大小問題。

肉拉傷、椎間盤突出、骨折、僵直性脊椎炎引起。

媽媽手、板機指

症狀：這個疾病好發於新手媽媽而得名，其實是因為手部過度使用、重複動作過多導致，尤其智慧型手機風行後，食指與拇指的疼痛患者更急速增加。

腕隧道症候群

症狀：也稱為滑鼠手。正中神經在手腕處會穿過由腕骨與韌帶圍成的「腕隧道」，神經上方的韌帶壓迫神經就會發病。麻、痛嚴重會放射到手肘甚至肩膀，嚴重時連筷子都拿不住。

肌筋膜疼痛症候群（足底筋膜炎、肩頸背筋膜炎）

症狀：骨骼肌因為「過度使用」產生肌肉疼痛，在足底稱為足底筋膜炎，在上背稱為肩頸背筋膜炎。扁平足是足底筋膜炎最常見的原因，足弓過低或過高、懷孕、肥胖、鞋子過硬都會導致。肩頸背部筋膜炎的成因則與姿勢不良、桌椅高度不對、焦慮、憂鬱、失眠、內分泌功能障礙等有關。

運動傷害（網球肘、高爾夫手、手腳扭傷、腰拉傷）

症狀：肌肉不夠強壯或是姿勢不良、使用過度很容易在運動時發生傷害，復健科更常見沒有運動習慣的熟齡族群突然開始運動，卻沒想到一動反而受傷，運動一定要循序漸進，清楚自身體能狀態後逐漸增加。

Point.

不容忽視的病症

熟齡世代的三高問題病及其他

1	腦中風
2	糖尿病
3	腎臟病
4	心臟病、冠狀動脈繞道手術、瓣膜
5	壓迫性骨折
6	髖關節

熟齡世代常見意外傷害、手術

1	腦傷
2	脊椎損傷
3	截肢
4	骨折或肌腱韌帶開刀後功能重建
5	人工關節置換、關節囊縮
6	燒燙傷

先天疾病

1	腦性麻痺
2	小兒麻痺
3	肌肉萎縮症
4	臂神經叢損傷
5	僵直性脊椎炎
6	脊髓膨出症
7	扁平足
8	髖關節脫臼

第九章

認識復健：聲光熱電水有效

幫助病患減輕疼痛是「物理治療師」的專業，藉由物理治療技術重建人體功能、增進活動，特別是肌力、耐力、柔軟度、關節活動度等，對付痠痛有很多對策，藉由物理因子進行治療的各項儀器很多，物理治療師考量治療的組織、合併症狀、年齡、性別、禁忌擬定計畫，運用聲、光、水、冷、熱、電、力各有巧妙不同。

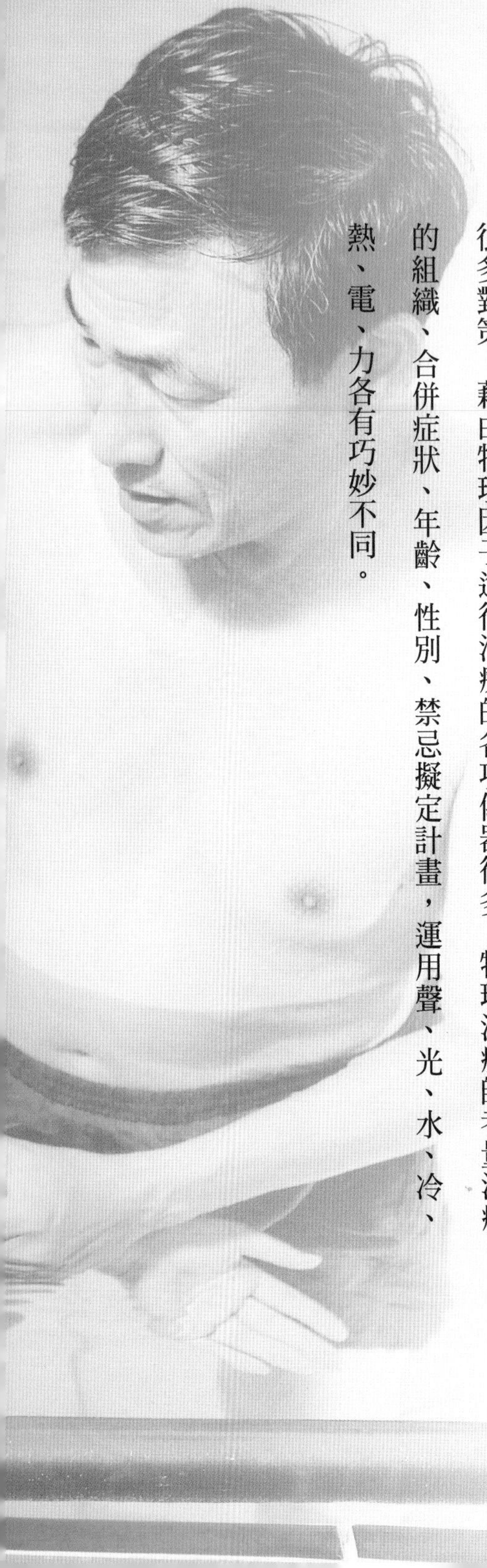

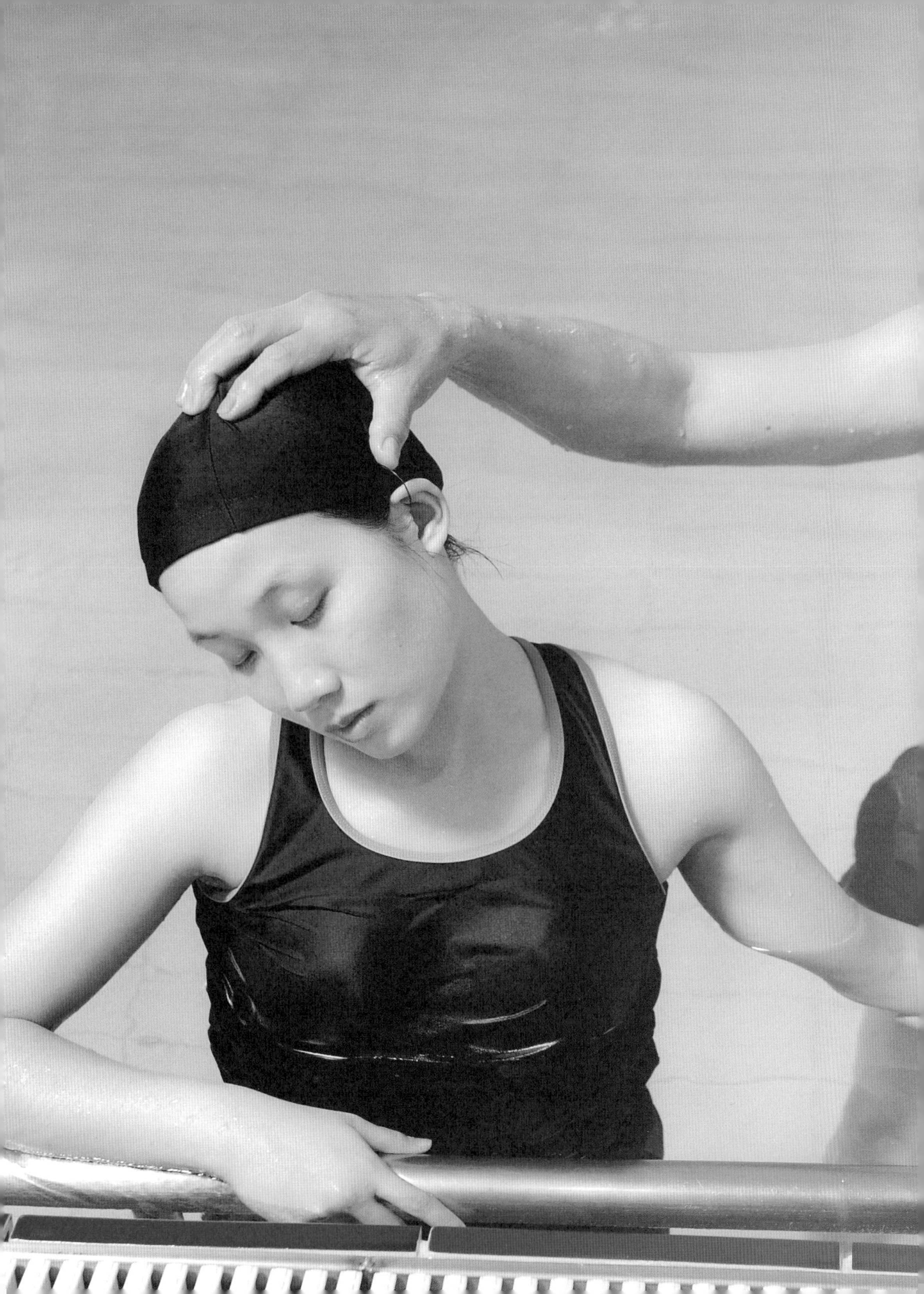

現代人工作時間長，根據調查經常一天上班超過十二小時的勞工高達一百七十八萬人，上班形態又以長時間久坐居多，二十歲開始就有痠痛的問題，同時國人的平均壽命愈來愈長，男性平均壽命七十六．二歲，女性八十三歲，比起十年前男性增加二．一歲，女性增加三歲，健保局統計分析醫療費用發現，五十至七十九歲的族群花費較高。

然而分開計算時，男性以五十至五十九歲及七十至七十九歲居首；女性以五十至五十九歲居首，男性在循環系統費用高於女性，女性則在骨骼肌肉系統的費用多過男性，從這些調查可知，我們國人從青壯到銀髮都難逃痠痛問題！尤其女性熟年後更需要定期運動。

幫助病患減輕疼痛正是「物理治療師」的專業，藉由物理治療技術重建人體功能、增進活動，特別是肌力、耐力、柔軟度、關節活動度等；除了吃藥、打針、開刀以外，使人們能更迅速的康復，讓生命活得更充實。

物理治療師對付痠痛有很多對策，藉由物理因子進行治療的各項儀器很多，物理治療師考量治療的組織、合併症狀、年齡、性別、禁忌擬定計畫，運用聲、光、水、冷、熱、電、力各有巧妙不同。

聲：超音波

對付運動傷害是超音波的強項，它進到人體後就變成熱能，透熱度可達到五公分深，增加肌腱、韌帶、筋膜、關節囊內膠原纖維的延展性，同時超音波產生的震盪就是震波有助於組織的癒合，運動時的施力、碰撞常使肌肉、韌帶、筋膜被不當拉扯造成傷害，急性期（受傷後二十四至四十八小時）後可用超音波治療。

光：紫外線、低能雷射、紅外線

自然中的紫外線就是陽光，陽光有益人體健康，運用紫外線在皮膚疾病治療由來已久，皮膚照射紫外線會發紅、發熱，過度會起水泡，有很好的殺菌、抑菌作用，常用在傷口治療幫助癒合。雷射是實驗室發展出的科技產物，從通信、測量、燈號、條碼、醫療等各種運用愈來愈廣泛，外科醫師的雷射刀屬於高能量雷射，而低能量雷射應用在牙醫、針灸、關節炎、痠痛等用途。

紅外線在一九五二年就記錄用在多種疾病患者身上，在物理治療上屬於淺層熱療，相較來說屬於比較大面積的治療，增加患部血液循環、關節活動度。

水：溫水療、冰水療、冷熱交替治療、運動水療

陽光和水是最早的熱療法，水療可以說是最古老的物理治療方法，古羅馬的公共澡堂不只是社交和地位象徵，也是醫療場所，水也是很好的冷療因子，光是運用水溫的變化和流動性就可以將能量傳達到身體產生作用，軀體浸泡的範圍愈大，水溫造成的熱療或冷療效果也愈大，水有浮力、壓力、阻力、比重、黏滯性、流體力學，可以促進新陳代謝、刺激免疫系統、減少肌肉骨骼關節的壓力，還可以按摩或做傷口清創，水也觸動人的感知，可以局部也可以是全身，在腦性麻痺、自閉症的孩子身上是非常有效的治療。

水療的溫度分三種，低溫約為攝氏13至18度，中溫約為攝氏37至38度，高溫約至43度。復健常見的水療桶分四肢用水療桶（多用在上肢）、長桶（多用於下半身）和**哈伯氏水療桶**（Hubbard tanks），水療桶附有渦輪

機產生漩渦稱為「**漩水浴**」（Whirlpool baths），具有按摩、放鬆肌肉並降低疼痛感的功效。局部肢體浸泡的溫度約在33至36度，哈伯氏水療桶是全身式水療桶，讓治療師可以來回走動幫助病人在水中伸展各部位。治療燒燙傷實則會用無菌的水療設備，讓傷口不受感染，幫助癒合、減少疤痕，降低換藥時的煎熬。

冷熱交替治療主要用在四肢，刺激表皮血管擴張和收縮加速血液循環，在熱水中開始約十分鐘，接著在冷水中一分鐘，一直交替到三十分鐘止，最後也在熱水中結束。常用在運動傷害、肌肉拉傷、風濕性關節炎。

運動水療是運動治療結合水療的特殊治療方式，國人普遍不認識，而醫療院所也較少投入這方面的資源，國外尤其以美、日甚至發展出一般泳池或健身休閒中心的水中運動，不僅是預防保健或是復健，更是塑身的熱門運動。

冷：冰敷、冰按摩

冰敷用來針對局部患處在急性期的鎮定、減低疼痛敏感度，用在急性關節炎、急性外傷，扭傷或拉傷的急性期，治療肌肉或關節紅腫熱痛，將冰水或冰塊放入塑膠袋中就是最簡單的冰敷袋，冰按摩則用紙杯倒入冷水放入做成一支冰棒，直接在痠痛部位滾動畫圈圈，產生冰、燒、刺、麻的感覺，另外也有噴劑直接噴在皮膚上，多用來治療板機指、運動傷害。

熱：短波、熱敷、蠟療

人體對於冷熱的刺激非常「有感」，溫度變化影響了小到細胞大到器官的運作，熱帶來溫暖、讓人放鬆，皮膚表面的溫度約為攝氏31、32度，可忍耐的高溫約為攝氏45度，當溫度上升攝氏10度，人體細胞的化學反應和新陳代謝會提高二至三倍，物理治療中的**熱療**（Heat Modalities）即藉此原理鎮定放鬆痠痛部位的肌肉、關節，增加微血管血流提高養分供應，清除產生痠痛的代謝物，痠痛部位因此得到緩解。

對於皮膚、皮下組織、肌肉、關節可到達的作用可分為淺層熱療（Superficial Heat）及深層熱療（Deep Heat），淺層熱療指可達皮下組織一公分的治療，又分為：乾熱（紅外線）和濕熱（熱敷袋、蠟療）、深層熱療則可以穿過皮下組織三公分以上的肌肉骨骼吸收，深層熱療中透熱最深的就屬超音波，可達到五公分深，其他如短波、微波。

冷療（Cold Modalities, Cryotherapy）通常用在外傷發生的二十四至四十八小時急性期內，急性期過後才用熱療處理。冷療最重要的作用在於一方面讓局部血管收縮，同時產生麻醉效果降低肌肉痙攣，達到止痛作用，一般人在腳踝扭傷、肌肉拉傷的當下要先冰敷，棒球運動中的投手在下場之後手臂一定要冰敷甚至泡在放滿碎冰的冰手桶中就是這個道理。

短波就是電磁波，在物理治療上屬於深層熱療，對於肌肉溫度提升、促進血液循環很顯著，用來止痛、消腫效果好，為避免干擾通訊，美國聯邦通訊管理委員會（Federal Communications Commission, FCC）將醫療用電磁波限定在13.56 MHz正負6.78Hz、27.12MHz正負160Hz和40.68MHz正負20kHz等三個頻帶，市面上普遍的短波治療儀器頻率多是27.12MHz。

其實，一條熱包巾就是最方便簡單的的熱敷工具，早年阿公阿嬤時代，家裡都會有個熱水袋，灌入熱水，冬天禦寒又溫暖手腳，中西醫都會運用熱敷包來處理痠痛，只是對於身體凹凸處無法平均。

蠟療是使用石蠟和礦物油混合融化，對於手腳末梢使用方便，浸泡後可以完全依照肢體形狀包復起來形成隔熱層，所以像手部（含手腕）治療痠痛用蠟療很適合，反覆浸泡後包上塑膠袋裹上毛巾，讓熱效應發揮，以活絡末梢循環。

電：低週波電刺激、中頻干擾波、功能性電刺激

電療在物理治療中是很重要的運用，一七五七年已經有醫療用途的紀錄，透過電的刺激對於人的動作有效改善，使得十九世紀末美國每個醫生行醫都必須有一臺電療儀器。

二十世紀電療不僅用於止痛，更大量用在肌肉萎縮訓練、關節功能喪失、神經損傷等症狀。電療儀器中的低週波（醫學名稱為經皮神經電刺激）安全性高，市面上一般人可購買，號稱用來對付腰痠背痛的利器大概都是低週波。中頻干擾波比低週波有穿透力，刺激性也較小，強度可使肌肉收縮，產生腦內啡，達到止痛效果，肌肉在一縮一放下便有按摩效果。功能性電刺激可幫助脊髓損傷病人捉握杯子，或是中風病人的步態訓練，產生

支架效果。

電療最常被人誤會的就是以為電流愈強效果愈好，一般人常把低週波器材買回家把電極片貼在痠痛處，電得自己抽搐，那是大錯特錯的做法！因為低週波止痛作用無法持久，所以會誤以為電流愈強愈好，實際上，電極片貼的位置才是重點，正確使用前應該先看復健科，詢問物理治療師，對於痠痛部位、疼痛程度、頻率問診後，物理治療師針對病情考量、神經分布、肌肉走向後教導電極片正確擺放位置，還有強度和操作時間，再回家使用，以免沒得到益處反而有害。

力：頸椎牽引器、腰椎牽引器、被動式關節活動器

從人類變成站立行走的動物，脊椎就擔負了重責大任，讓我們可以抬頭挺胸地打拚，身體的重量加上地心引力，碰上姿勢不良外加不喜歡走路、不喜歡運動、上班時間長、愛看電視、低頭族種種生活模式，久而久之脊椎當然受不了，一旦神經受到刺激，跟著就是肩頸痠痛、背痛、腰痛、坐骨神經痛這些毛病發生。

物理治療師用力學原理施加拉力，把頸椎或腰椎受壓迫神經的壓力解除稱做「牽引」。牽引可不是把頸椎或腰椎拉一拉就可以的，用力大小、時間長短、頻率、方向、角度都會影響效果，做用為放鬆肩頸、背部肌肉、使椎間盤復位。

頸椎牽引可以徒手或機械方式進行，徒手牽引需要非常高明的技術和經驗，因此多半以機械式的頸椎牽引器坐著進行，頸椎退化、長骨刺或椎間盤突出的復健治療較常使用這項物理治療。

頭的重量大約是體重的7％，施加的拉力要大過頭部的重量，逐次增加，分為拉一下、停一下的「間歇性」，或單次時間較長的「半持續性」兩種方式，牽引之前必須要先熱敷，而且拉力的點是在脖子的後面，而不在下巴。

頸椎有七節，神經壓迫引起的痠痛通常在第五、六節，主要原因就是姿勢不良。伸著下巴盯住螢幕、不自覺聳肩、駝背，對於頸椎造成很大壓力，用頸椎牽引方式大有幫助，但是患者配合養成正確姿勢，才是最好的治療方法。

腰椎牽引需要用繩子緊緊固定在腹部，要在飯後一個小時以後較好。

被動關節活動器常用在關節手術後，用機器幫助手術部位持續活動防止沾黏，讓病人術後儘早恢復日常功能。

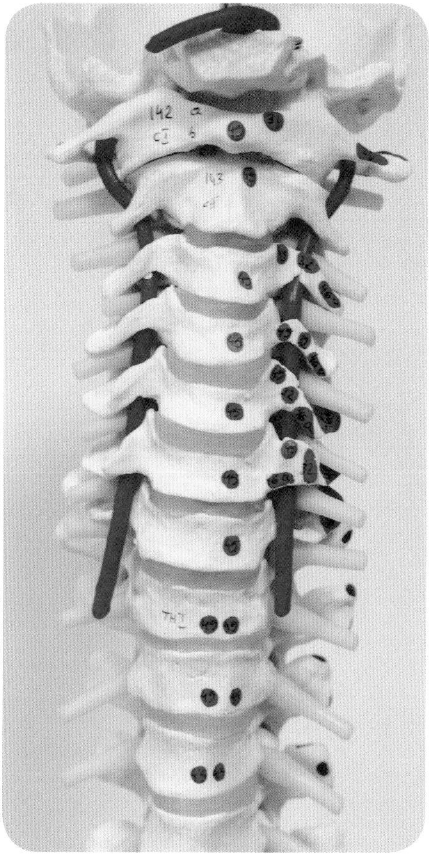

▲頸椎有七節，神經壓迫引起的痠痛通常在第五、六節，主要原因就是姿勢不良。

第十章

站有站像，坐有坐像

動作示範：陳佩雯

痠痛疾病與「姿勢不良」密不可分。

日常生活保持正確姿勢，每三十至六十分鐘做幾招水療基本動作就是保健，認識自己的身體尤其必要，特別是脊椎。

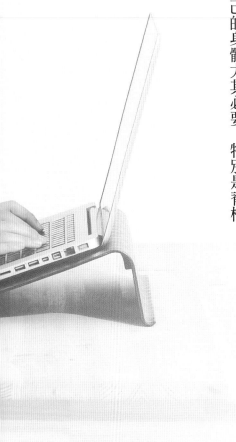

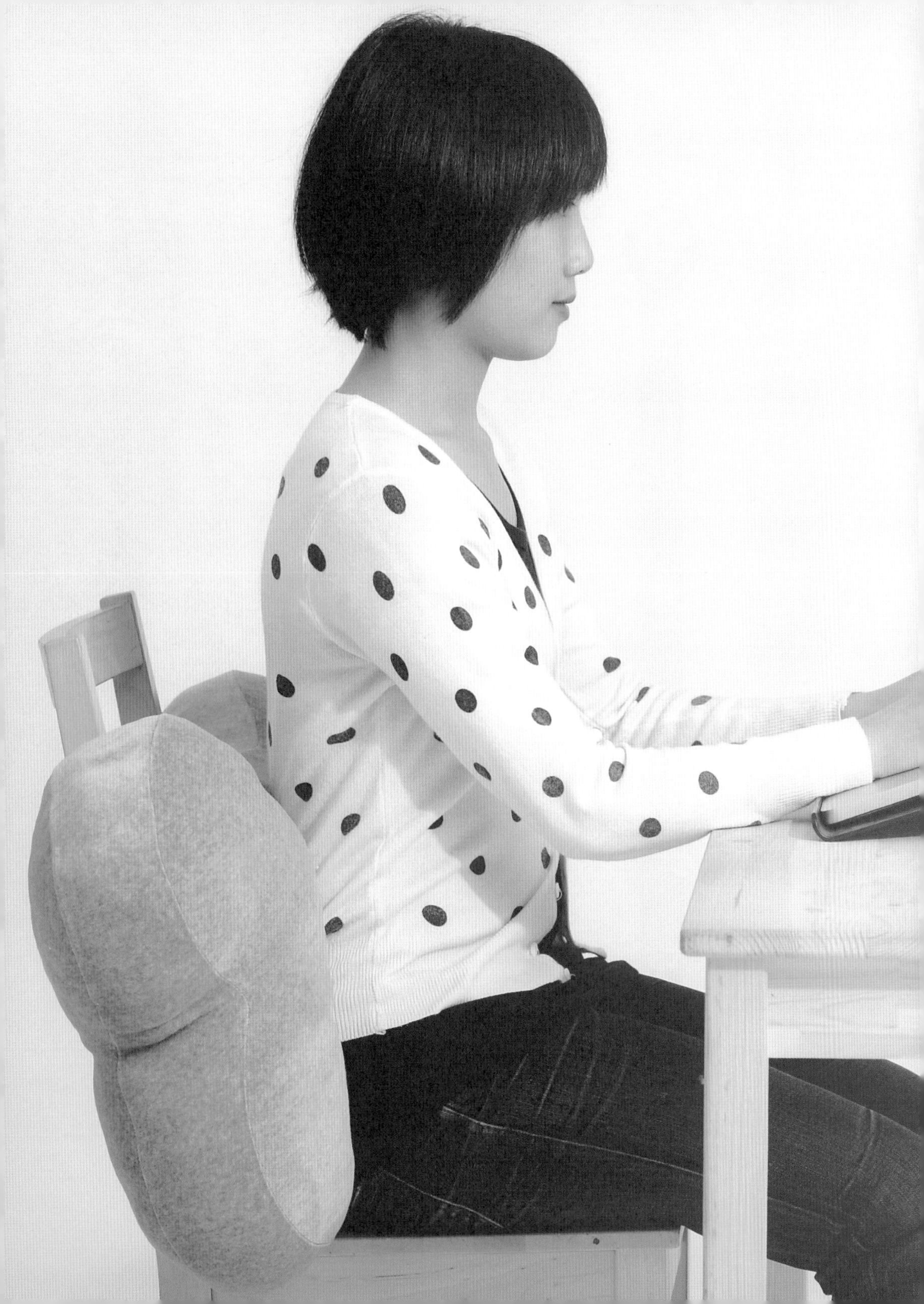

每天操勞的熟齡世代，沒有給身體足夠時間自然修復，經年累月的小傷害逐漸演變成組織受損，休息了症狀減輕，工作壓力一大症狀又出現，再加上對止痛藥莫名恐懼，也不瞭解復健的重要，導致症狀持續惡化。

適當而正確的止痛，對於痠痛急性發作期是必要的，正確服藥、不要隨意停藥，則是很多人忽略的。現行制度下，醫生一個門診要看數十個以上的病人，所以「會看醫生」很重要，而不是追著「名醫」跑。

痠痛疾病與「姿勢不良」密不可分，日常生活保持正確姿勢，每三十至六十分鐘做幾招水療基本動作就是保健，認識自己的身體尤其必要，特別是脊椎。

頸痛&背痛教室，上課啦！

肩頸痠痛的原因分為退化、急性傷害、慢性傷害三類，急性傷害多因外力引起，慢性傷害則佔肩頸痠痛病例的多數，肩頸痠痛的再發率高達八成以上。

慢性傷害最主要的原因有以下四點：

❶長期姿勢不良

❷固定姿勢的工作或生活習慣

❸高重複性的動作

❹靜態生活模式，缺乏運動

虛弱的肌肉，讓核心肌群無法發揮「束腹」作用，彎腰駝背、身體扭轉、手高過頭、搬重物等種種姿勢不良的工作及生活方式，例如：油漆裝潢師傅、老師、貨運員、搬家工人、農人、櫃檯人員、餐飲從業人員、電腦工作者、作業員，都容易使肌肉使力不當、過度使用，疲乏導致肌肉、韌帶、肌腱發炎造成「激痛點」，或是椎間盤承受不住壓力壓迫到神經，都是所謂「慢性傷害」。

老一輩的人常教訓孩子說「站有站像、坐有坐像」，從醫學角度來看是真的有道理，行走坐臥連睡姿都有講究，才能保有頂天立地的不壞之身！以下用圖示說明正確的坐臥站走姿勢，您就明白了。

正確的坐臥站走姿勢圖解

❶ 正確的坐姿

常見到有人在捷運、咖啡廳、學校或家中，隨意歪坐，一邊低頭玩平板電腦，這是大錯特錯。頸部長時間彎曲容易造成頸部脊椎和深層肌肉疲勞，背部彎曲則容易造成脊椎的壓力和肌肉緊張、脊柱側彎、骨盆傾斜。長期翹二郎腿則會使骨盆傾斜、腿部血液循環不良，久而久之形成靜脈曲張、下肢麻木痠痛等症狀。同時也會阻礙血液回流腦部與心臟，容易誘發高血壓和心臟病。

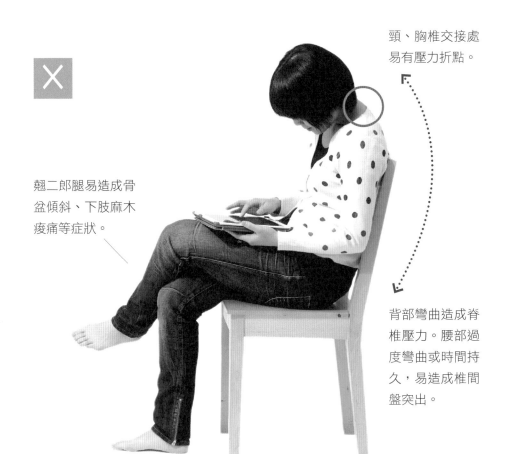

頸、胸椎交接處易有壓力折點。
翹二郎腿易造成骨盆傾斜、下肢麻木痠痛等症狀。
背部彎曲造成脊椎壓力。腰部過度彎曲或時間持久，易造成椎間盤突出。

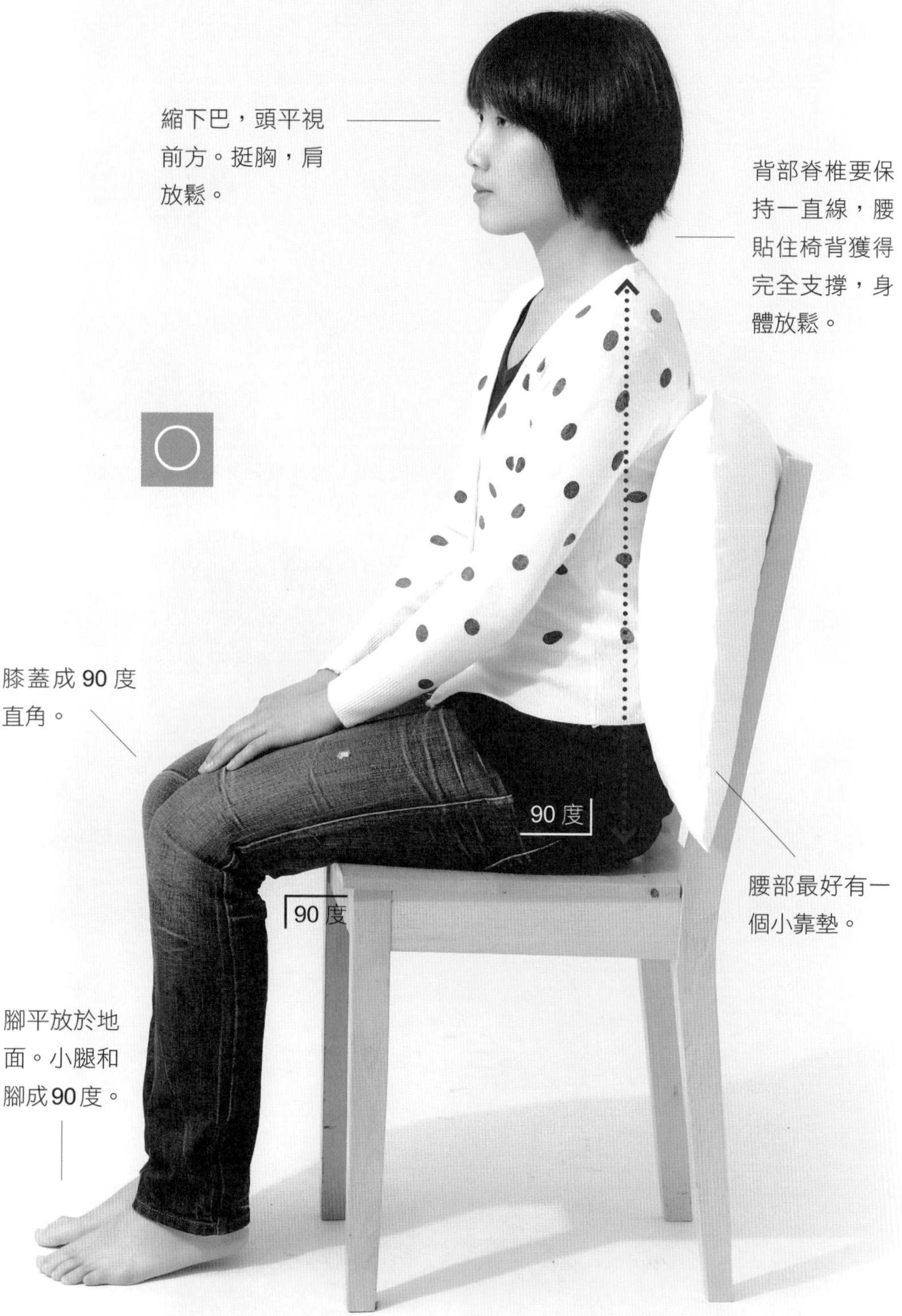
縮下巴，頭平視前方。挺胸，肩放鬆。
背部脊椎要保持一直線，腰貼住椅背獲得完全支撐，身體放鬆。
○
膝蓋成90度直角。
90度
90度
腰部最好有一個小靠墊。
腳平放於地面。小腿和腳成90度。

❷ 正確的坐姿：使用電腦

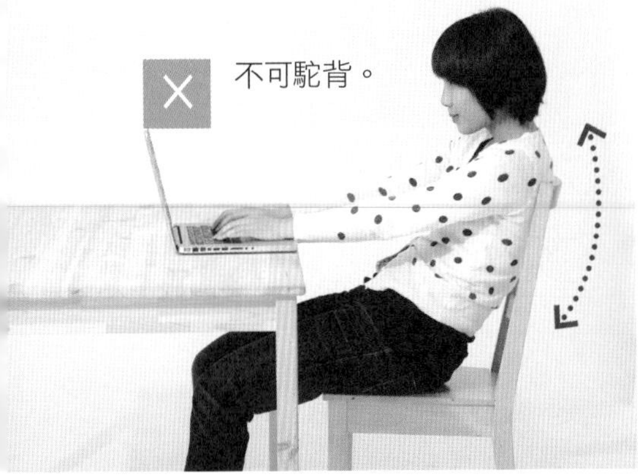
×
不可駝背。

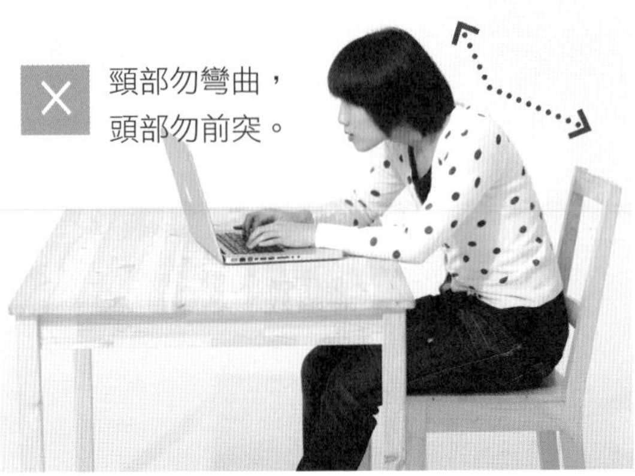
×
頭部勿彎曲，
頭部勿前突。

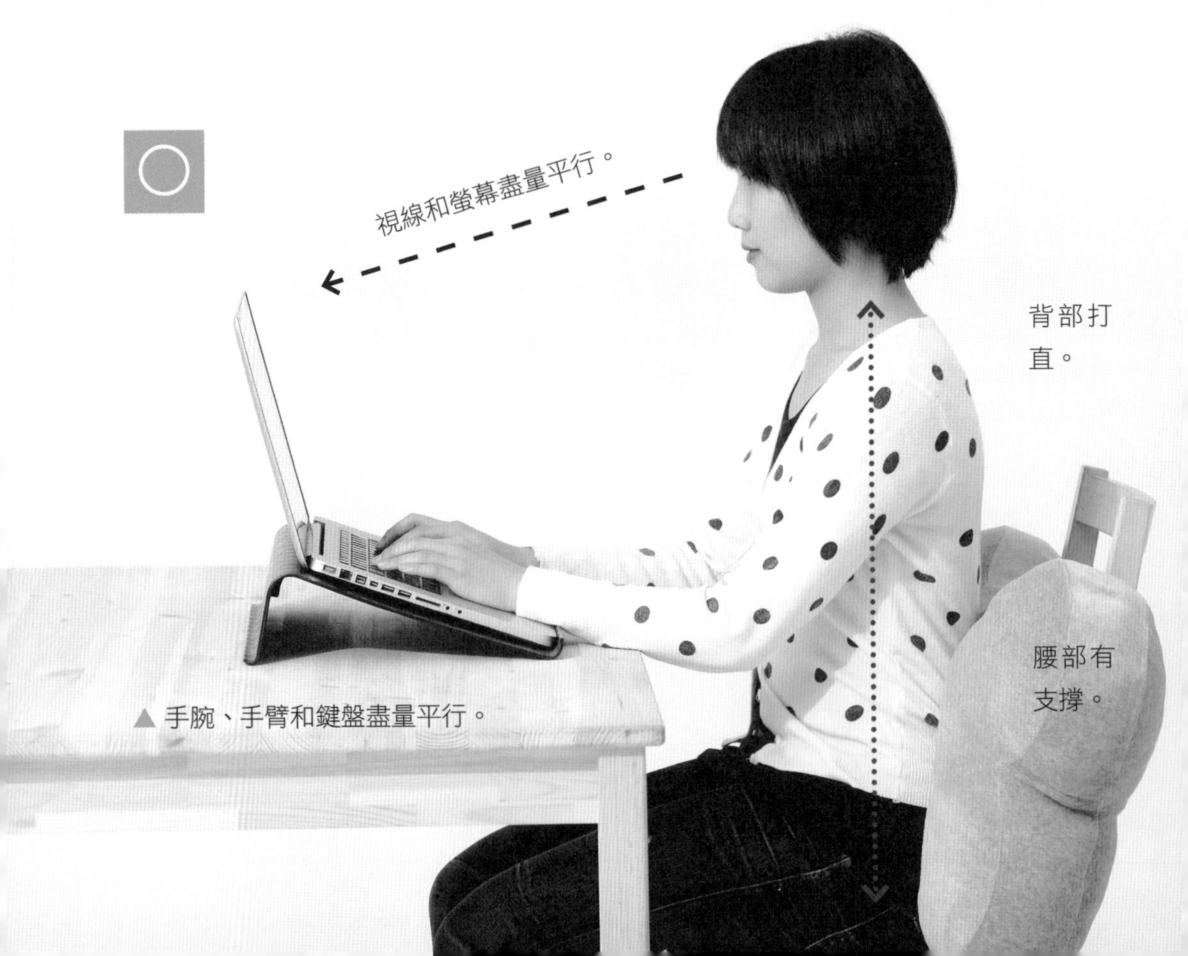
○
視線和螢幕盡量平行。
背部打直。
腰部有支撐。
▲手腕、手臂和鍵盤盡量平行。

❸ 正確的坐姿：沙發

柔軟舒適的沙發很容易造成錯誤坐姿。雙腳盤坐或翹放在沙發上的坐姿，容易使被壓住的腳上方的骨盆傾斜，嚴重時會壓迫到坐骨神經。雙腿盤坐則會讓膝蓋的軟骨長時間承受極度彎曲帶來的壓力，以及上半身的重量，傷害到膝關節和軟骨。同樣的，單腳壓坐也是不正確的坐姿，會壓迫到坐骨和臀大肌。

▼ 長時間蹲坐沙發上可能造成椎間盤突出，嚴重時還得開刀治療。

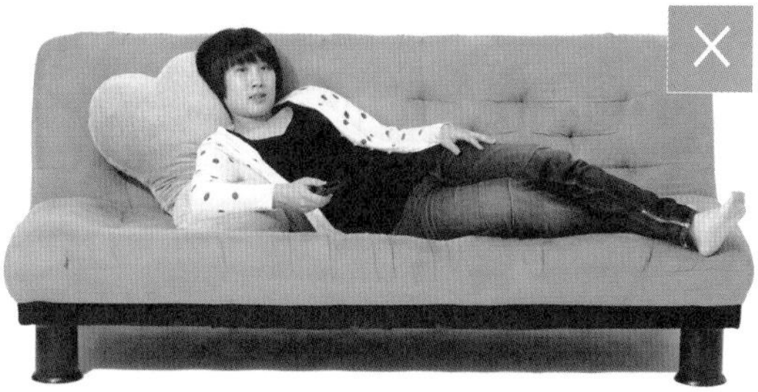

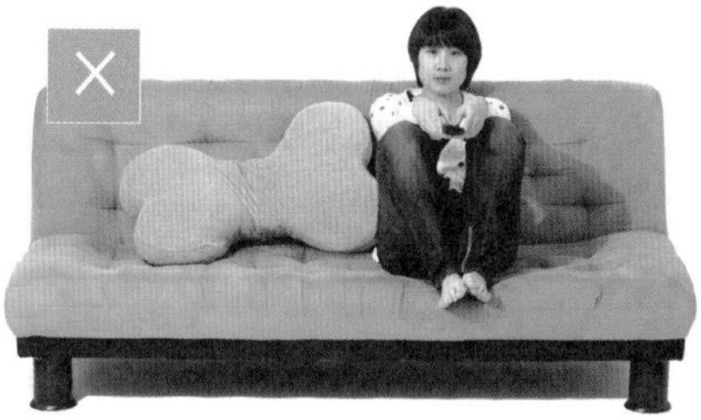

▲ 斜靠在沙發上腰部騰空，讓所有力量由脊椎和肩膀承受，是最容易腰痛的「坐」法。

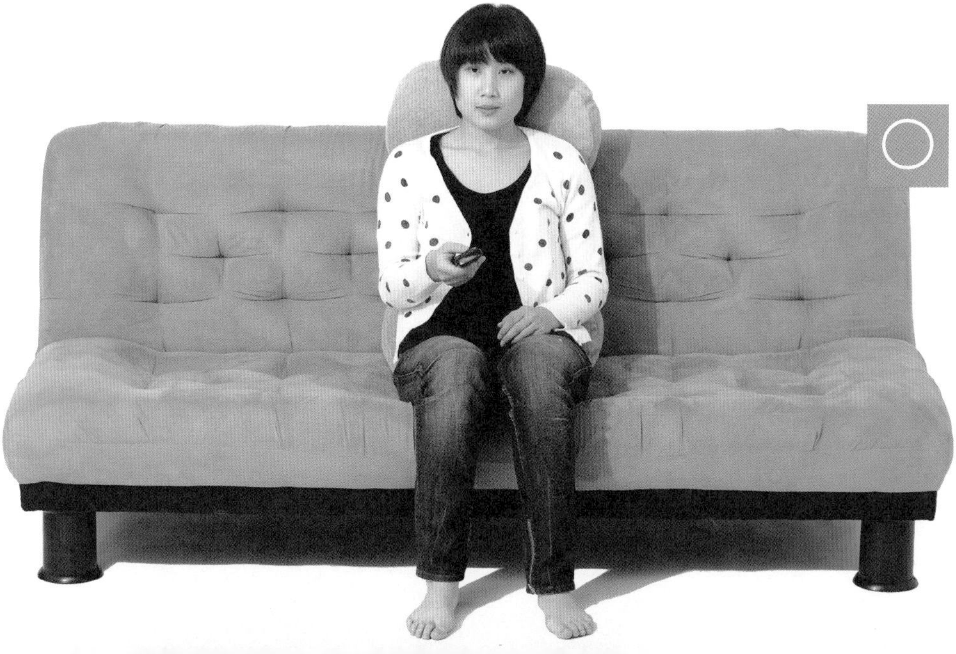

❹ 正確的睡姿

錯誤睡姿會讓背部痠痛，正確睡姿則能讓身體自然放鬆。不睡枕頭或睡太高的枕頭，都是傷害！

- 選擇枕頭時，額頭與下巴應該呈水平線。
- 已經有頸痛症狀的人建議「仰睡」，避免趴睡壓迫神經。
- 腰痛者在膝下加墊子或枕頭，避免腰椎因過分伸展造成僵硬。側臥時，雙膝之間可以夾一個薄枕頭，讓膝蓋與大腿得到支撐，增加穩定性。
- 避免俯臥，會對背部和頸椎神經產生壓力，若一定要俯臥，可以在下腹部加一個薄枕頭，讓壓力減輕。
- 床墊太軟或太硬會造成脊椎壓力，因此彈性要適中。獨立筒床墊是不錯的選擇。獨立筒上可以再鋪一層較硬的床墊，避免身體起伏太大。

▼ 選擇適當支撐力的床墊，讓背部得到足夠的支撐，維持正常的弧度。假如要長久平躺，腰部底下應擺一個小枕頭保護脊椎。

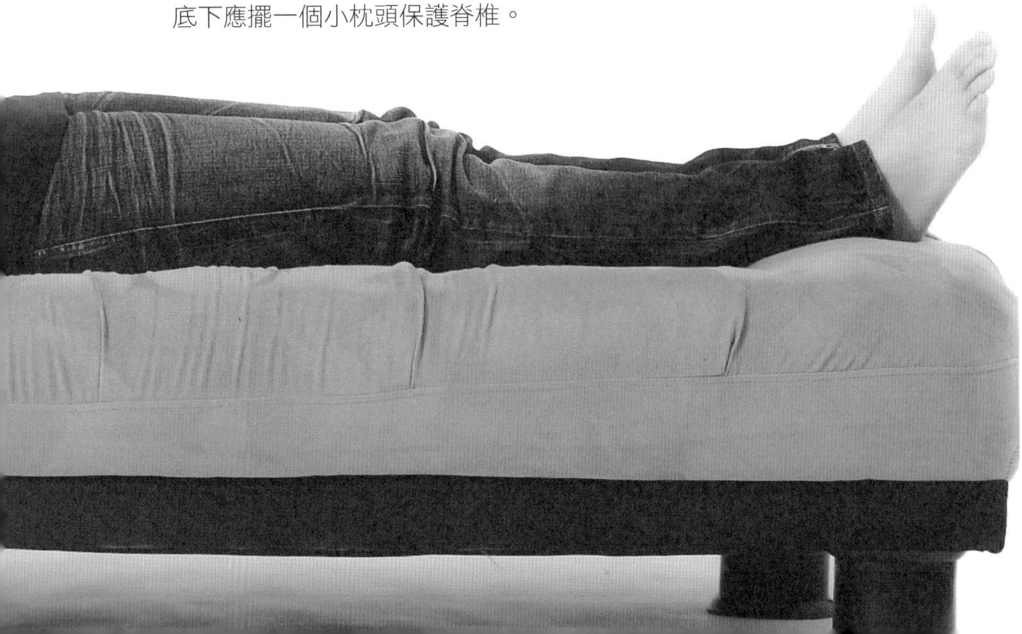

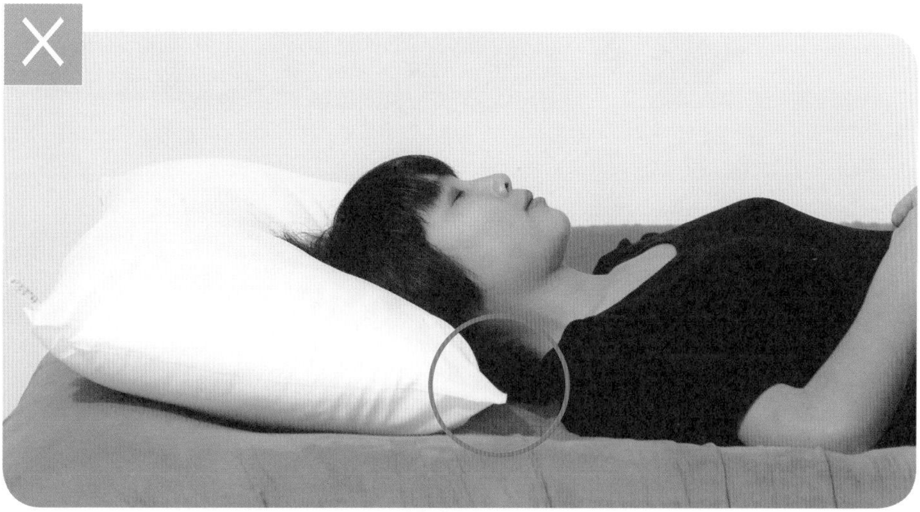

▲ 枕頭必須靠到肩膀位置，不要讓頸部懸空。若枕頭太高或太硬，都可能導致肩頸痠痛。

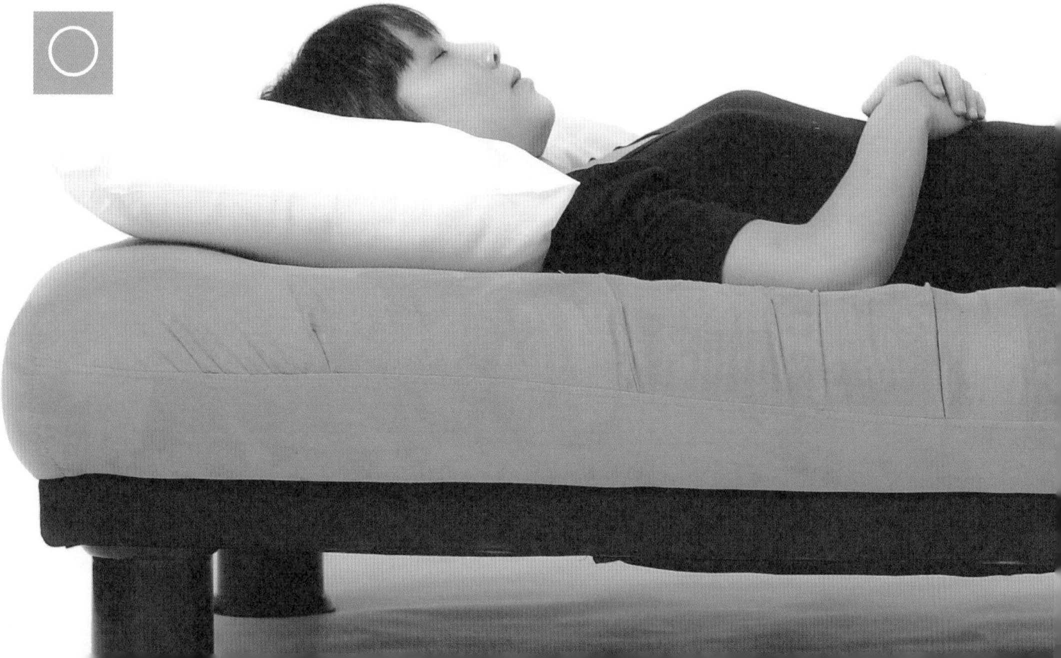

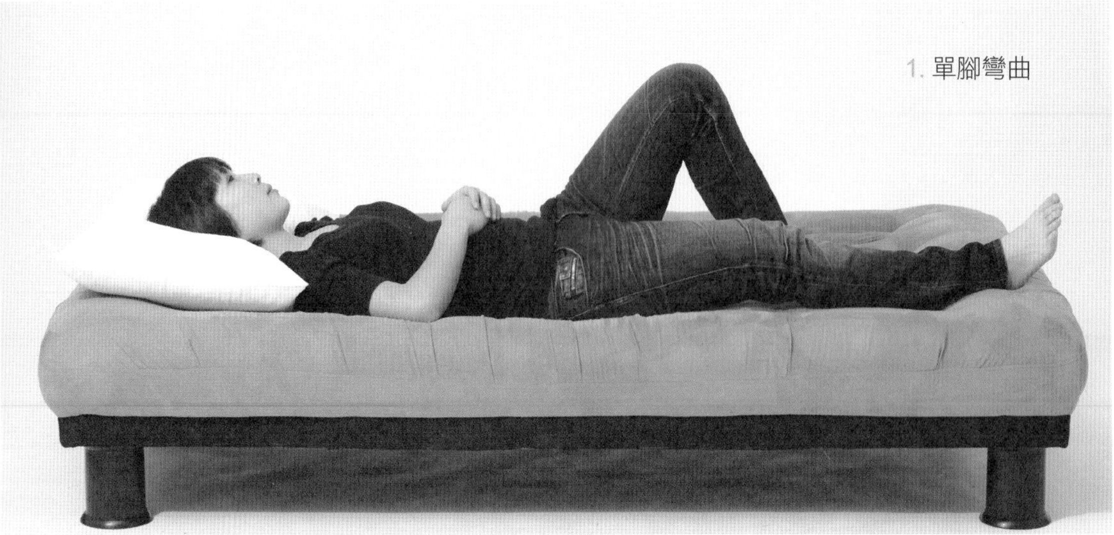
1. 單腳彎曲

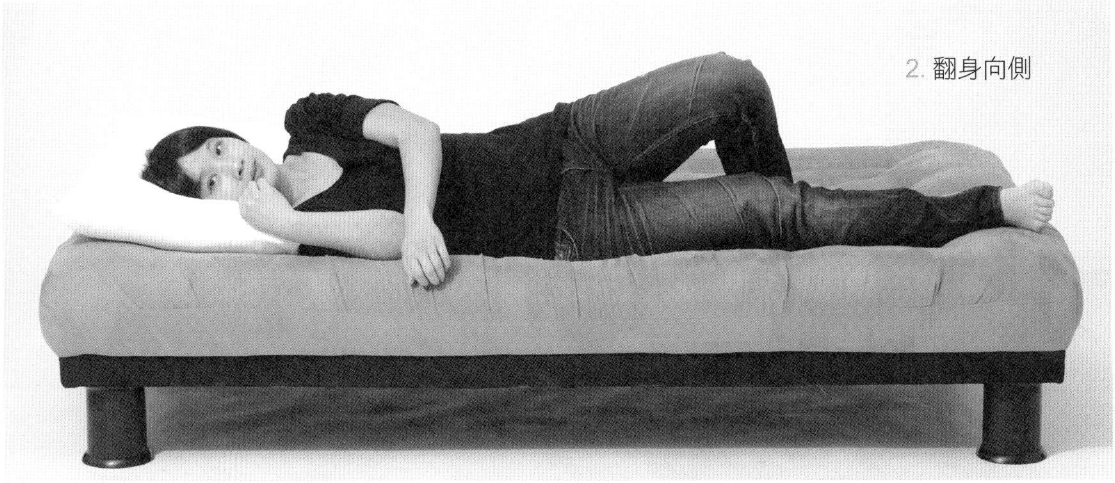
2. 翻身向側

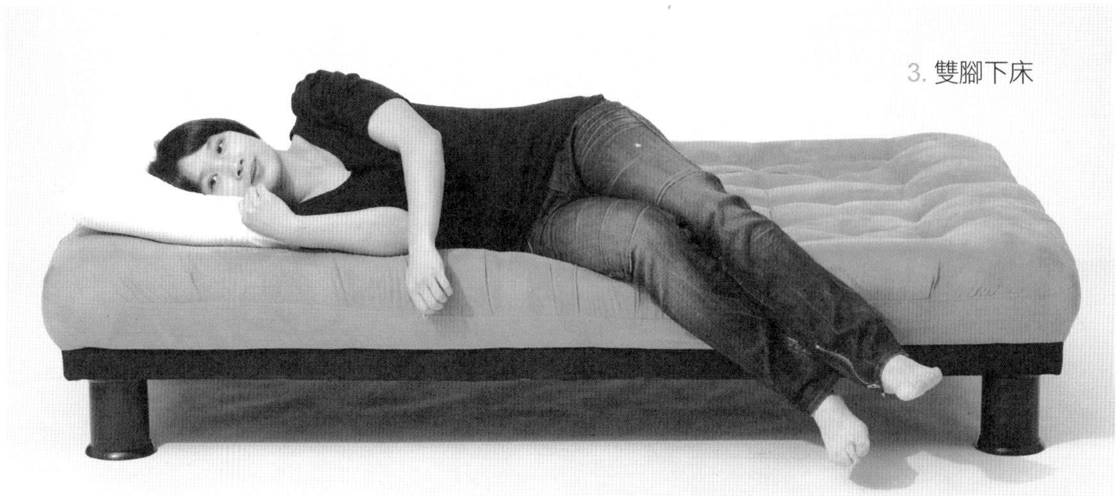
3. 雙腳下床

4. 兩手撐床

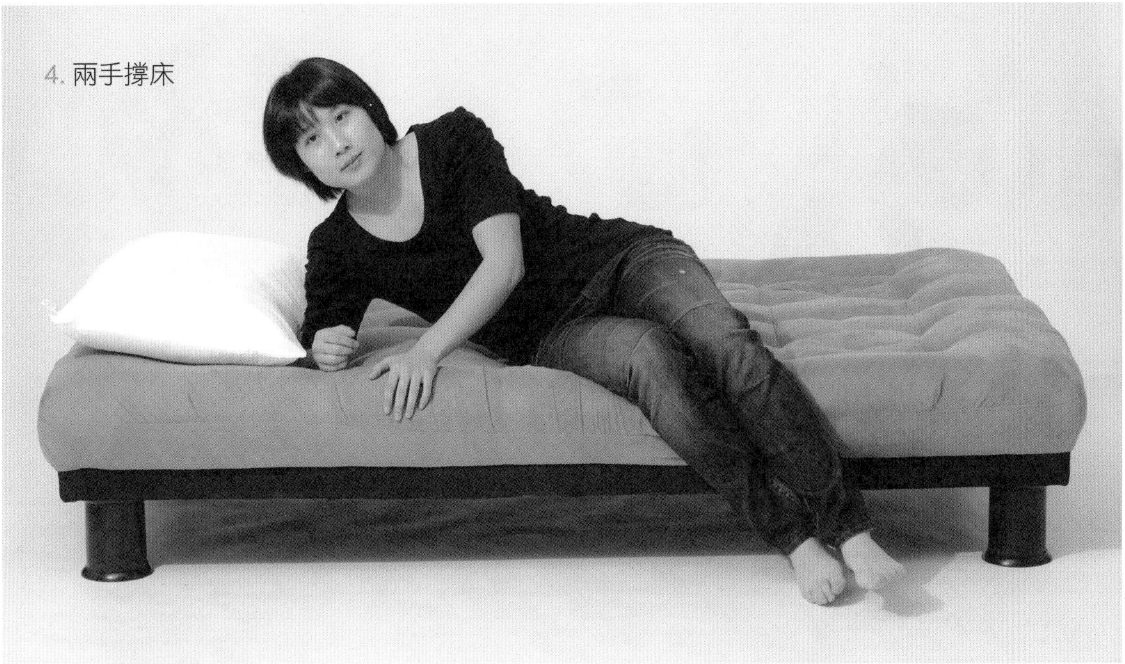

❺ 正確的下床姿勢

小口訣：
「起床之前先翻身、腳放同時兩手撐、
腰桿打直身要正、健康快樂過一生。」

▶ 起床後立刻挺身而起
是很容易閃到腰的。

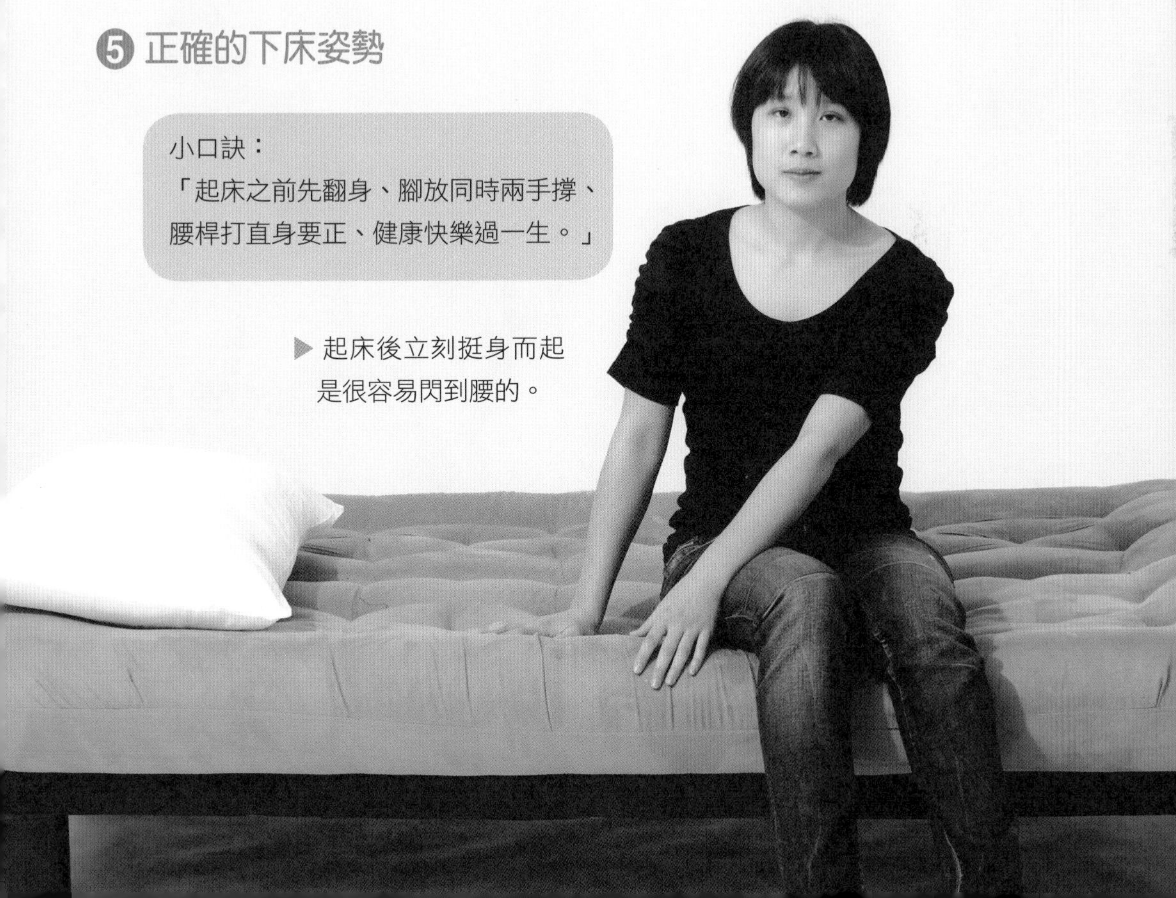

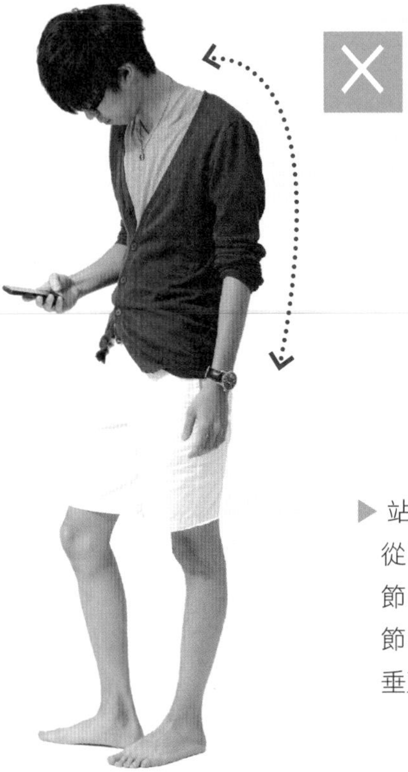

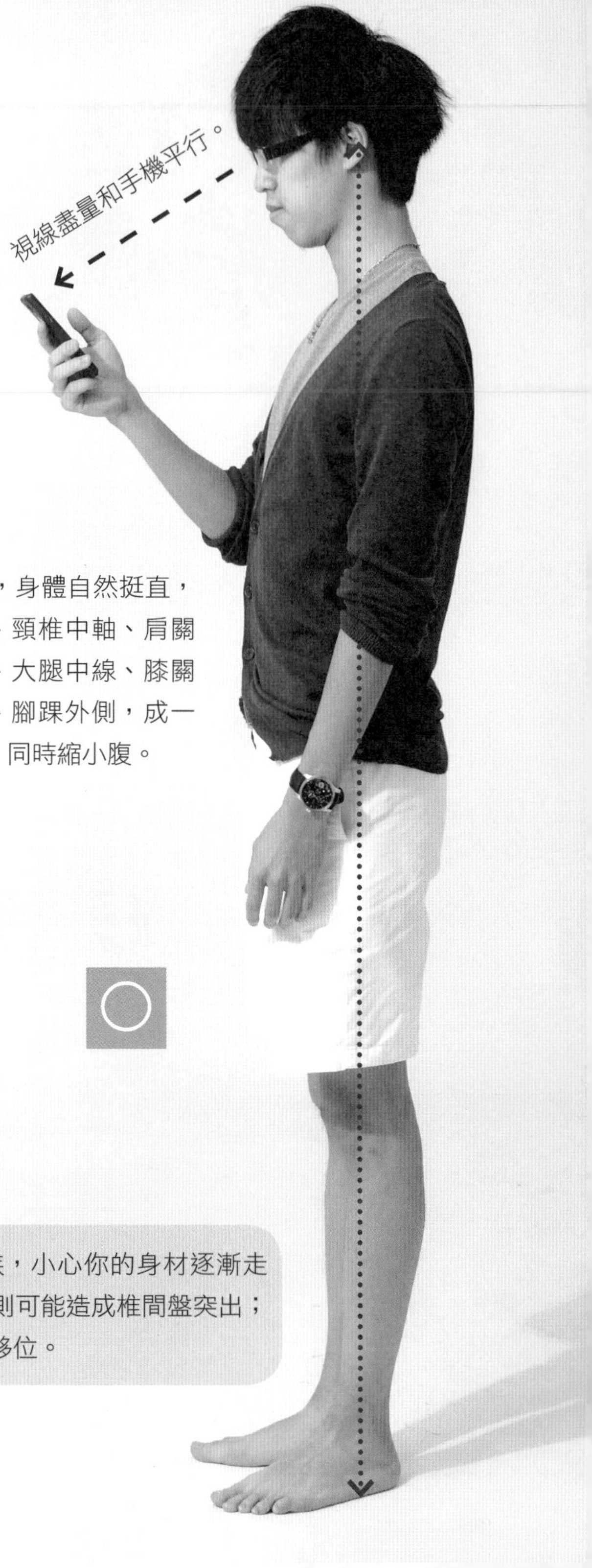

▶ 站立時，身體自然挺直，從耳朵、頸椎中軸、肩關節中點、大腿中線、膝關節中線、腳踝外側，成一垂直線，同時縮小腹。

▲ 三七步站姿會讓重心落在一腳，引發肌肉僵硬，並造成脊椎和腰部的壓力，致使腰部痠痛。外八字站姿則膝蓋內部壓力分佈不均，容易形成退化性關節炎，並造成 O 型腿。

❻ 正確的站姿

經常站三七步、彎腰駝背當低頭族，小心你的身材逐漸走樣！駝背容易擠壓腰椎，小腹凸出則可能造成椎間盤突出；長時間低頭則容易讓頸椎的椎間盤移位。

❼ 正確的搬重物姿勢

▶ 穿鞋子、拿起地上物品、抱小孩時，別用直接彎腰的方式，應該以維持腰椎自然直立的弧度，用蹲下的動作彎曲髖關節和膝關節，一隻腳的膝關節做為支點拿起來。

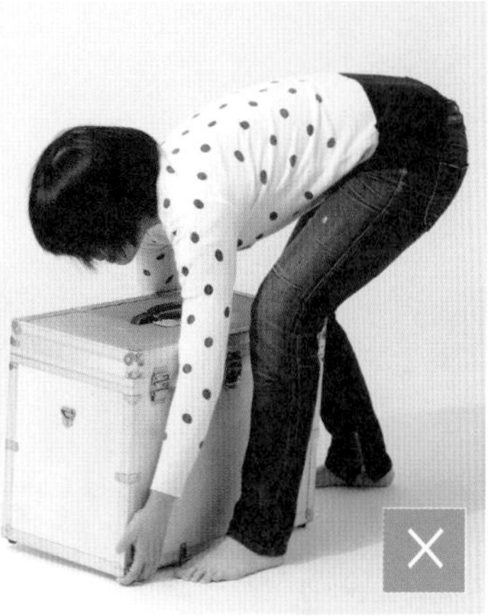

▼ 雙臂夾緊，支撐重量於腰部以上。

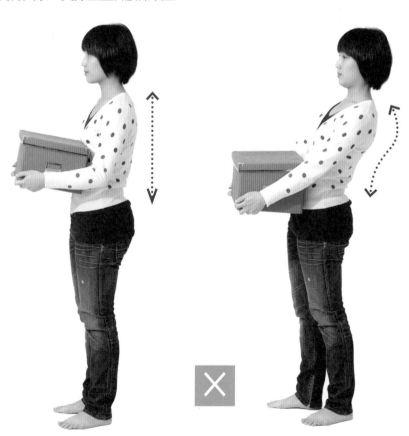

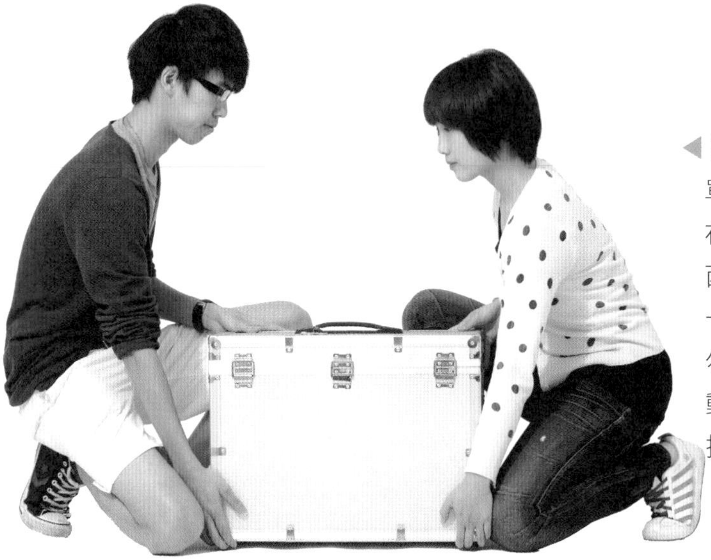

◀ 兩人搬重物時，應以單膝跪地，雙手位置在大腿內側抬起，東西要靠近身體，不要一次抱太多、太重，勿彎腰直接抬起，移動重物儘量用推不要拉。

○

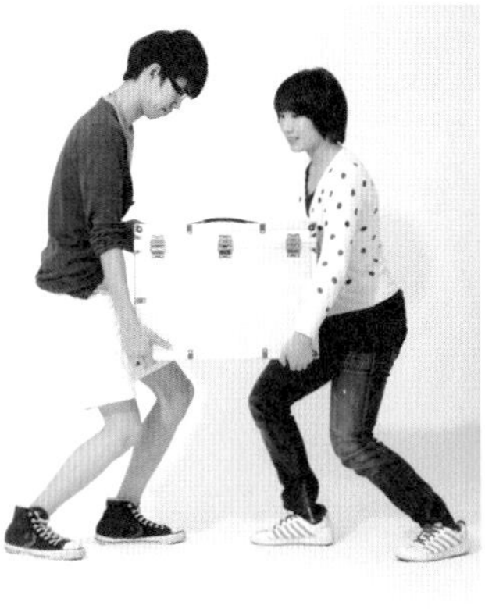

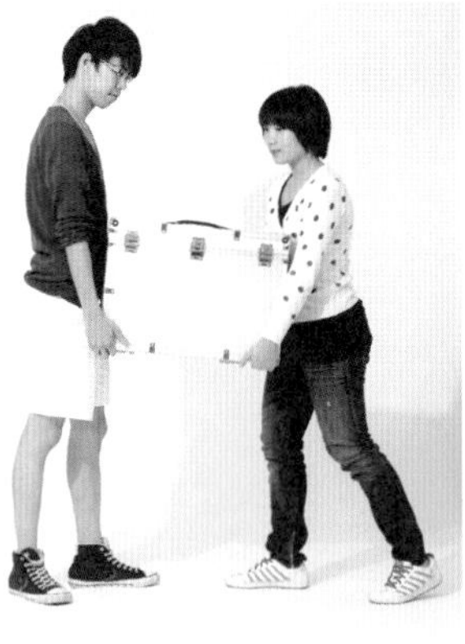

▶ 半蹲姿勢站立，背部保持平直。

Point.

常見錯誤姿勢，影響脊椎健康

	姿勢	問題
坐姿	椅子過高，雙腳懸空	導致骨盆前傾、腰痠背痛，最好墊一個小腳凳，椅子高度要與小腿相當。
	長時間坐辦公室打電腦	背部長時間彎曲，容易腰痠背痛，應讓臀部深坐靠椅背，在腰部放一個靠墊支撐腰椎。
	翹二郎腿	容易造成脊椎骨盆變型側彎，和椎間盤突出、下背痛等問題，應該完全避免。
	斜躺沙發	長久採取此姿勢使脊椎多不當受力點而腰痠背痛。
	彎腰穿鞋	容易造成背部和腰椎壓力，要坐下來抬腳穿。
站姿	彎腰駝背站三七步	長時間歪站容易造成脊柱側彎，而長時間用同一肩斜背很重的書包也有同樣影響，應輪流換肩背。
	雙腳站直、彎腰洗臉	直接彎腰容易拉傷背肌，宜一腳彎曲，踩在一個小腳凳上。
搬重物	直接彎腰取物或抱小孩	容易拉傷背肌或「閃到腰」，應蹲下去，將物體重心放靠近自己，上半身直立，再站起來，用腿力抬高重物。
	伸長手臂取高物	伸長手取高物容易造成背部壓力、腰痠背痛，最好藉助梯子或椅子來爬高。

採訪後記》與水療的邂逅

我相信冥冥之中，那位神奇的主宰總有奇妙的安排。

醫學不是我的專業，寫書也不在我的生涯規劃之內，那陣子才剛剛脫離「靜態上班族」的工作，過起「自由業」的生活，聯繫久未見的珮琪，見了面彼此說著生活與工作的種種，她說起這本書的企劃，我一邊讚佩著這個構想，一邊加油添醋給些想法、建議人選，沒想到她竟說：「我覺得你可以寫。」我說：「那也要通過武老師那一關吧？」她接著說：「我和老師約好了下午碰面，一起去吧！」氣勢逼人不容抵賴，一見到武老師，就被他爽朗、活力充沛及宏亮笑聲感染，他微笑說：「這個水療和坊間說的水療不一樣喔！不是很好寫，但是我們來試試看吧！」就這樣，我接下了一個自己不知道難的任務。

雖然我的工作總脫不了與文字之間的愛恨情仇，一開始找資料，就發現光是把「水療」說清楚講明白就是挑戰，因為，如同一般人，我對水療也以為就是SPA，用沖、噴、淋、灑、泡、烤、蒸、按摩來放鬆紓壓，但是，復健治療我做過，寫復健醫學水療，那真是天差地別的兩回事！光是寫大綱就是難題的一項，找資料、啃報告、準備提問、採訪、整理，做了才知道老師說這個水療和一般說的水療真的不一樣。

過程中不只一次，是好多次，我想舉白旗，多虧老師給我的支持和熱拿鐵的激勵，採訪有如一對一的授課，但是我受益最多的不是長了知識，而是見識到一位在自己工作崗位上持續維持高度熱情進超過三十年的智者，在醫院採訪過程中我們常常被打斷，無論是大朋友、小朋友，總要和他打招呼，問問自身狀況，他一定不厭其煩親切回應，關心病人的同時，他還給家長、親屬，甚至外傭做機會教育。當然，我也不能光說不練，實際下水療池跟著大家做基本動作，那種把壓力卸除的輕鬆感受，體驗後才知道讚。

老師傳授的基本動作簡單易學，簡單到許多初接觸水療的人難以相信，我還真遇過病人問：就這樣？這樣就會不痛了？那我可以做見證，當然不會立刻馬上不痛，痛這個字不就早告訴我們了嗎？它是病的通道，但是，水療基本動作那幾招，真的大大治療了我肩頸痛的痼疾，真的，乖乖做、想到就做，效果就出來啦！

面對攤了一桌子、一地的資料，寫了改、改了刪，刪了再寫，只希望將老師畢身投入的救人法寶—水療，分享給更多人知道，愈多人知道並體會水療的好處，了解治痛不是只有打針吃藥貼藥布，才能從根本解決國人的痛處！

謝謝武老師、謝謝主編珮琪，讓我有這樣的學習與奉獻。

高珊（自由作者）

神奇的水療：痠痛、瘦身一次搞定, 誰都可以做的萬能復健運動! / 武而謨著 ; 高珊採訪撰寫.
-- 初版. -- 臺北市 : 臺灣商務, 2013.07
面；　公分. -- (熟年館 ; 4)
ISBN 978-957-05-2846-6(平裝)
1. 水療法 2. 復健醫學
418.9325　　102011107

熟年館 04

神奇的水療

痠痛、瘦身一次搞定，誰都可以做的萬能復健運動

作者：武而謨
採訪撰文：高珊
企劃主編：何珮琪
設計編排：黃馨慧
封面設計：申朗創意
攝影：吳彥鋒

發行人：施嘉明
總編輯：方鵬程
編輯部經理：李俊男
出版發行：臺灣商務印書館股份有限公司
編輯部：臺北市中正區重慶南路一段三十七號
電話：(02) 2371-3712 傳真：(02) 2375-2201
營業部：臺北市大安區新生南路三段十九巷三號
電話：(02) 2368-3616 傳真：(02) 2368-3626
讀者服務專線：0800-056196
郵撥：0000165-1
E-mail：ecptw@cptw.com.tw
網址：www.cptw.com.tw
局版北市業字第 993 號
初版一刷：2013 年 7 月
定價：新臺幣 300 元

ISBN 978-957-05-2846-6

廣	告	回	信
台北郵局登記證			
台北廣字第04492號			
平			信

10660
台北市大安區新生南路3段19巷3號1樓

臺灣商務印書館股份有限公司 收

請沿虛線剪下，對摺黏貼好後，投入郵筒寄回，謝謝。

熟年館

找回存有的價值，找回生活的樂趣
找回親子的溝通，找回自己的天空

熟年館 讀者回函卡

感謝您對本館的支持，為加強對您的服務，請填妥此卡，免付郵資寄回，可隨時收到本館最新出版訊息，及享受各種優惠。

■ 姓名：________________　性別：□ 男　□ 女

■ 出生日期：________年________月________日

■ 職業：□學生　□公務（含軍警）□家管　□服務　□金融　□製造
　□資訊　□大眾傳播　□自由業　□農漁牧　□退休　□其他

■ 學歷：□高中以下（含高中）□大專　□研究所（含以上）

■ 地址：________________________________

____

■ 電話：(H) ________________ (O) ________________

■ E-mail：________________________________

■ 購買書名：________________________________

■ 您從何處得知本書？

□網路　□DM廣告　□報紙廣告　□報紙專欄　□傳單
□書店　□親友介紹　□電視廣播　□雜誌廣告　□其他

■ 您喜歡閱讀哪一類別的書籍？

□哲學・宗教　□藝術・心靈　□人文・科普　□商業・投資
□社會・文化　□親子・學習　□生活・休閒　□醫學・養生
□文學・小說　□歷史・傳記

■ 您對本書的意見？（A/滿意　B/尚可　C/須改進）

內容 ________編輯________校對________翻譯________
封面設計________價格________其他________

■ 您的建議：________________________________

____

____

※ 歡迎您隨時至本館網路書店發表書評及留下任何意見。

臺灣商務印書館　The Commercial Press, Ltd.

台北市10660大安區新生南路3段19巷3號1樓　電話：(02)23683616
讀者服務專線：0800-056196　傳真：(02)23683626
郵撥：0000165-1號　E-mail：ecptw@cptw.com.tw
臉書：facebook.com.tw/ecptw　部落格：blog.yam.com/ecptw
網路書店網址：www.cptw.com.tw　網路書店臉書：facebook.com.tw/ecptwdoing